■生活科学双書■

改訂 食生活論

川端 晶子・佐原　眞・村山 篤子
山田 三郎・江澤 郁子・山本 恭子
共　著(執筆順)

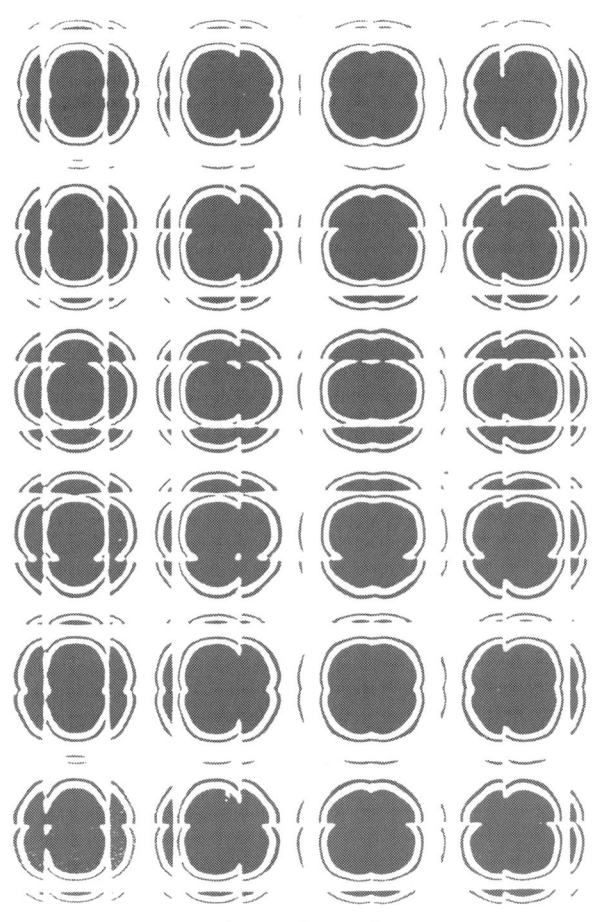

建帛社
KENPAKUSHA

ま え が き

　近年，食生活の豊かさと多様化のなかで，さまざまな食生活志向が語られている。第1は，健康・安全性志向であり，高齢化が進み，健康についての関心が高まるなかで，低脂肪・低塩分の食品などの購入が増加し，カルシウムやその他の微量栄養素や食物繊維を強化した食品，無添加や無着色の食品，有機栽培による農産物へのニーズが強くなっている。第2は，利便性志向であり，調理食品，惣菜，持ち帰り弁当など，家庭で手をかけずに食べられる，いわゆる高次加工食品や，献立材料の宅配サービス，買物，料理の代行サービスに対する需要が高まっている。また，生活の多様化とあいまって，外食が増加し，ファミリーレストランやファーストフードの利用も多くなり，ＴＰＯ（時と所と場合）に応じて多種多様な外食が使い分けられている。第3は，味覚の高質化と多様性志向であり，画一的な大量生産で作られたブランド商品に飽き足りない人びとが，本物の味，高級な味，手作りの味，珍しい味，自然の味などを求めている。第4は，ファッション化と文化志向であり，食を通じた生活の質的向上に向けて，食卓の演出法や手作りの料理だけでなく，食器，照明なども含めた食卓の雰囲気づくりに重きがおかれ，家庭で味わうことのできない味やサービスを求めて，レジャーとしての外食が増加している。食材料や料理の文化性，歴史性，由緒性にも関心が持たれている。第5は，国際的志向であり，健康志向の高まりのなかで，和食の見直しの動きもみられるが，一方で，従来の洋風料理だけでなく，エスニック料理をはじめ，世界の料理に対する関心も急速に高まっている。

　こうしたなかで，「食生活論」は栄養士養成課程ばかりでなく，生活学系，家政学系の大学，短期大学においても開講され，食を核とした物と人の接合領域分野としての重要性が認識され，理論的構築が試みられている。

　本書は，新しい「食生活論」への期待にそって，食に関する縦割りの専門分

野を統合し，食生活を包括して学び，実際に役立つ理論と実践の素養を身につけることをターゲットとし，学生のテキストとしてまとめたものである。

「食生活論」が，学生の皆さんに心から敬愛され，一人一人が食生活に深い理解を示され，それぞれの立場で次代の食生活の担い手として活躍されることを心から期待している。

終りに，資料として，著書や文献を引用あるいは参考にさせていただいた多くの方がたに感謝の意を表しますとともに，本書の出版にご尽力いただいた建帛社の方がたに御礼申し上げます。

平成4年4月　　　　　　　　　　　　　　　　　　　　著者一同

改訂にあたって

　「食生活論」が大学の講座として開花したのは1987年で，厚生省による管理栄養士・栄養士過程のカリキュラムに導入されたのが発端である。それから十数年が過ぎた。この間，食生活論への関心はますます高まり，「食に関する営み」を考え学ぶ基本的な学問分野として家政学，生活科学，生活文化関連の大学・短期大学でも独立した科目としての地位を固めつつある。

　一方，食生活を学問として基本的に問いただそうとスタートした日本食生活学会も昨年，十周年を迎え，食生活を取り巻く社会の目まぐるしい変化とともに，さらに新しい視点も加えてその研究と教育についての熱心なディスカッションがなされている。

　本書は，"食を物と心の接点である"と捉え，食生活を生体内への栄養素の取り込みと利用から，おいしい食べ方を考えるまでの自然科学の"縦糸"と，人文・社会科学の"横糸"が織りなす人間学の中心であると考え，学際的研究分野の一つであると位置づけている。ミレニアムの新しいスタートとともに，食生活の周辺にも著しい変化が見られる。考古学の研究により，昔の日本人の食の営みにも新しい発見があり，食生活の研究も進み，今日の食生活の環境も流動的で，食生活と健康についても，目覚ましい医学の発展とともに栄養に関する情報も日進月歩である。また，食品産業の発展も著しく氾濫する栄養情報や食品情報に惑わされがちな日々である。

　これらの現状に即して，「食生活論」を学ばれる学生の一人一人が，新しい情報に親しく接し，それぞれの立場で次代の食生活の担い手になられることを期待して，ここに改訂版をお送りする。

　　　平成12年3月　　　　　　　　　　　　　　　　　　著者一同

目　　次

はじめに　　　　　　　　　　　　　　　　　　　　　　　　　　　　（川端）
　食生活の概念 …………………………………………………………………1
　　1．生理的な意義 ……………………………………………………………1
　　2．精神的な意義 ……………………………………………………………1
　　3．食生活論の骨組みと内容 ………………………………………………2

第1章　食生活の変遷　　　　　　　　　　　　　　　　　　　　　（佐原）
　1．食料採集の時代 ……………………………………………………………5
　　1．はじめに …………………………………………………………………5
　　2．岩宿時代－食料採集第1の時代－ ……………………………………6
　　3．縄紋時代－食料採集第2の時代－ …………………………………10
　2．食料生産の時代 …………………………………………………………23
　　1．弥生・古墳時代 ………………………………………………………23
　　2．飛鳥・奈良・平安時代 ………………………………………………30
　　3．日本の食の特色 ………………………………………………………36

第2章　食文化と食生活　　　　　　　　　　　　　　　　　　　（村山）
　はじめに ……………………………………………………………………43
　1．食事文化の類型 …………………………………………………………44
　　1．世界主食文化の類型 …………………………………………………44
　　2．世界の食用乳用家畜の分布 …………………………………………46
　　3．現代の世界の主食類型 ………………………………………………47
　　4．調味・香辛料による類型化 …………………………………………48
　　5．世界の主要料理圏の類型 ……………………………………………49

2．食物選択に影響を及ぼす要因……………………………………………51
　1．食と宗教…………………………………………………………………52
　2．食とタブー………………………………………………………………52
　3．食と快楽…………………………………………………………………55
　4．年中行事と食物…………………………………………………………56
3．食事様式……………………………………………………………………62
　1．食べ方……………………………………………………………………62
　2．料理様式と献立（供応食）……………………………………………66

第3章　食生活の環境（国際環境と経済社会的要素）　　　　　　（山田）

はじめに…………………………………………………………………………75
1．世界の食料生産・人口と日本・アジアの食料需給の動向………………77
　1．世界の食料生産の動向…………………………………………………77
　2．世界の人口－途上国での「人口爆発」－……………………………79
　3．世界の1人当たり食料生産の動向……………………………………81
　4．アジアと日本の食料生産動向…………………………………………83
　5．日本とアジアの食料貿易と食料需給…………………………………85
　6．国際化のなかでの日本人の食生活の変化……………………………88
2．食生活に与える経済社会環境の変化………………………………………92
　1．人口－食料需要の社会的基本要素－…………………………………92
　2．所得－食料需要の経済的基本要素－…………………………………93
　3．嗜好－食習慣の社会的側面－…………………………………………95
　4．農業技術の進歩…………………………………………………………96
　5．国内交易・国際貿易の進展……………………………………………96
　6．価格・流通組織…………………………………………………………97
　7．女性の社会進出と食生活におけるサービス依存化…………………99
　8．多様化する加工食品の開発……………………………………………101
　9．「核家族化」進行の影響…………………………………………………103

10．外食産業の発展 …………………………………………103
　11．家計費に現れた食生活の変化 …………………………104
　12．経済発展－食生活の環境を総合的に規制する基本要素－ ………105

第4章　食生活と健康　　　　　　　　　　　　　　　（江澤）

1．健康と栄養 ……………………………………………………107
　　1．健康とは………………………………………………………107
　　2．日本人の健康状態 ……………………………………………109
　　3．食生活の変遷 …………………………………………………113
2．栄養素と栄養 …………………………………………………118
　　1．栄養素と栄養とは ……………………………………………118
　　2．栄養素とそのはたらき ………………………………………119
3．健康づくりと食生活 …………………………………………135
　　1．健康増進対策と日本人の食事摂取基準 ……………………135
　　2．健康増進対策の具体化 ………………………………………137

第5章　食生活と食物　　　　　　　　　　　　　　　（川端）

1．食生活と食品 …………………………………………………139
　　1．食品と食物 ……………………………………………………139
　　2．食品素材の特性 ………………………………………………144
2．食生活と加工食品 ……………………………………………149
　　1．加工食品の誕生 ………………………………………………149
　　2．食生活における加工食品の役割 ……………………………150
　　3．加工食品の種類 ………………………………………………151
　　4．食品の品質評価 ………………………………………………152
3．食生活における調理 …………………………………………158
　　1．食文化の原点としての調理 …………………………………158
　　2．美味論 …………………………………………………………158

3．調理の4面体 ·· 163
4．献立からみた食生活 ·· 167
　　1．献立の分類 ·· 167
　　2．献立の要素 ·· 167
5．調理環境からみた食生活 ··· 170
　　1．調理行動からみた食生活の二大潮流 ·· 170
　　2．調理環境 ·· 170
　　3．台所から考える地球環境 ·· 171
　　4．調理衛生 ·· 171
　　5．食事の形態 ·· 171
　　6．食情報 ·· 171

第6章　望ましい食生活づくり

1．食生活の担い手 ···（山本）··· 173
　　1．社会の食生活の担い手 ··· 173
　　2．家庭の食生活の担い手 ··· 174
　　3．個人の食生活の担い手 ··· 174
　　4．望ましい食生活づくりの必要性 ·· 176
2．食の専門家 ··（山本・川端）··· 177
　　1．栄養士と管理栄養士 ·· 177
　　2．調理師と専門調理師・調理技能士 ·· 179
　　3．フードスペシャリスト ··· 180
　　4．フードコーディネーター ·· 182
　　5．その他 ·· 183

参考1　日本人の食事摂取基準（概要）·· 186
　　　2　健康づくりのための食生活指針 ·· 190
　　　3　対象特性別―健康づくりのための食生活指針― ······························· 191

4	『新たな食文化の形成に向けて―'90年代の食卓への提案』	……………194
5	『食生活指針(厚生・農林水産・文部3省合同)』	…………………197

参考図書 ……………………………………………………………………198
さくいん ……………………………………………………………………200

はじめに

食生活の概念

　食生活とは食の営みのことであるが，古来より人間は，自然に存在する身近な動物や植物を採取し，食べることを試みつつ選択し経験を重ね，より望ましい食材料の採取，狩猟，生産，増殖，貯蔵，加工，調理などの技術を開発し，歴史と文化に培われながら「食べ方」に一つの傾向をつくり，それらを伝承し，また変容を加えながら今日に至っている。
　人間が食べるという行動には，生理的な意義と精神的な意義の2つがある。

1．生理的な意義

　動物は外界から食物を摂取して自らの生命の維持に役立てているが，人間も例外ではなく，まさしく生きるために食べている。バランスのとれた食物を外から取り込み，体内で分解してエネルギーを造出したり，必要な物質に再編成したり，いわゆる，新陳代謝を行っている。言い換えれば，食物摂取によって自らの健康を再生産し，健康で活力に満ちた豊かな人生を送るとともに，健全な子孫を残して民族の繁栄をこい願っている。

2．精神的な意義

　人間は古来より，食べることに対してさまざまな精神的エネルギーを投入し今日に至っている。たとえば，食料の生産，食料を確保するための工夫，それらを最も好ましい状態で食べるための調理法や加工法の開発，調理器具の創作，食器類の工夫，食事の作法など，これらはすべて人間の精神の所産である。
　食べること，すなわち，食事は食べる人の心を育て，時には心を癒し，憩いの場ともなる。家族の団らんをはじめ，友人やさまざまなグループでの親睦を

深め,さらに,社交,政治,外交などのコミュニケーションのメディアともなる。

人間生活にとって重要な衣食住のなかでも,とくに食物は,そのもの自体が口から取り込まれて人間の体に同化してしまうという,人間にとって最もかかわりの深い物質である。そして人間は食べる楽しみとともに,おいしさを追求する努力を重ねている。これらは,他の動物では見ることのできない,人間のみに与えられた特権であり,食べることの文化面である。

3. 食生活論の骨組みと内容

食生活論は,物と心の接点である「食」を核とし,生体内の栄養現象からおいしい食べ方を考えるまでの自然科学の"縦糸"と人文・社会科学の"横糸"の織りなす人間学の中心でもあり,まさしく,学際的研究分野の一つに位置付けすることができよう。学問の理論的構築には構成要素が必要であるが,食生活論の構築に必要な構成要素をあげると図1のようである。

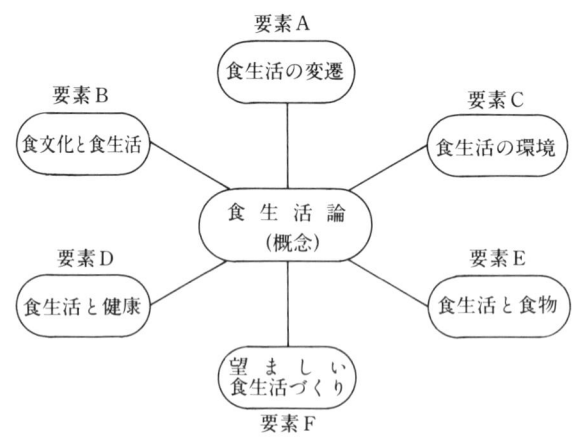

図1 食生活論を構築する要素

また,構成要素を具体化した「食生活論」の骨組みと内容を例示すると表1のようになるが,本書は表1の骨組みを採用して,食生活論の展開を行った。

表1　「食生活論」の骨組みと内容

はじめに
- 1　食生活の概念
- 2　食生活論の骨組みと内容

要素A：食生活の変遷（歴史的要素）
- 1　食料採集の時代
- 2　食料生産の時代

要素B：食文化と食生活（文化的要素）
- 1　食事文化の類型
- 2　食事選択に影響を及ぼす要因
- 3　食事様式

要素C：食生活の環境（社会環境的要素）
- 1　世界の食料生産・人口と日本・アジアの食料需給の動向
- 2　食生活に与える経済社会環境の変化

要素D：食生活と健康（健康的要素）
- 1　健康と栄養
- 2　栄養素と栄養
- 3　健康づくりと食生活

要素E：食生活と食物（食物調理的要素）
- 1　食生活と食品
- 2　食生活と加工食品
- 3　食生活における調理
- 4　献立からみた食生活
- 5　調理環境からみた食生活

要素F：望ましい食生活づくり（実践的要素）
- 1　食生活の担い手
- 2　食の専門家

第1章 食生活の変遷

1. 食料採集の時代

1. はじめに

(1) 現場からの出発

　地球上に人類が出現してから350～400万年，そして，日本列島に人類が登場してからでも数十万年が経過した，とみられている。この長い人類の歴史のなかで，今，私たちは最も恵まれた食生活を送っている。いや，飽食の時代といわれるように，現在は恵まれ過ぎた食に生きている，というべきかも知れない。そして，その豊かさの反面，栄養の摂り過ぎが病気を招いており，また，莫大な量の生ごみが狭い国土の環境をおびやかしている。また，食物がやわらかくなり，あまり噛まなくなったため歯や顎の退化が急激に進行している。

　現代の日本の食文化を正しく理解するために，大昔からの食文化についての学習を始めよう。いまほど贅沢な食事もなかった代わりに，糖尿病も環境汚染もまた無かった時代の食について。

　日本の食の歴史については，多くの書物が出版されている。奈良時代以来の文献を材料とするものが特に多い。一方，大昔の住まいの跡・墓などの遺跡や道具・動物の骨・植物の実などの遺物を材料として歴史を組みたてる考古学の立場からの食の歴史は多くない。そこで，本章では，日本の歴史でも古い時代に重点をおいて考古学的成果を主として扱い，世界の中の日本の食を概観して現在におよぶことにしよう。

(2) 本土人・沖縄の人びと・アイヌの人びと

　形質人類学は，身体の性質によって，日本人を3群に分ける。九州・四国・本州を便宜的に本土とよび，そこに住む人びと，あるいは，この島じまから江戸時代以来，沖縄・北海道に移り住んだ人びとの子孫たちを，ここでは「本土人」とよびたい。本土人は，「本州日本人」・「本州人」・「和人」ともよばれている。1億2,743万5千人（2002年現在）の日本国民の中で，本土人は99％を占めている。沖縄の人びとで代表される南西諸島の人びと（琉球人）は約120万人，そしてアイヌ系の人びとは24,000人ほどだ，という。この3群のほか，日本には，朝鮮半島系の人びとを始めとする外来系の人びとがいる。

　これら何種類もの日本人が，それぞれ伝統的な食文化をもっていることは，いうまでもない。たとえば，食肉や油についての嗜好は，琉球人の方が本土人よりも強いし，アイヌの人びとも食肉の愛好の度あいが強いだろう。しかし，ここでは，本土人をもって日本人を代表させ，その食文化を中心として考え，時に北や南にも触れることにしたい。

2. 岩宿時代—食料採集第1の時代—

(1) 煮炊きを知らない時代

　日本列島の人間の歴史で最も古い時代は，岩宿時代（別称　旧石器時代・先土器時代）である。何十万年も昔から13,000～12,000年前に至る，といわれている。群馬県岩宿遺跡でみつかった石の刃物，すなわち石器がこの時代の研究の出発点となった。最近宮城県でみつかった石器は，29万年よりも古い，といわれるので，ヨーロッパのネアンデルタール人（旧人）に相当する人びとが日本列島にもいたことになる。その場合，旧人からクロマニョン人（新人）に相当する人びとへの進化が日本で起きたのか，旧人は滅び，新たに新人が到来したのかも問題となる。

　この時代は，地球の歴史で更新世（旧称　洪積世）に属していた。更新世は，別称で氷河時代とよぶように，北半球の大陸の広い範囲が何回も氷河で覆われた寒い時代で，海面は低く，日本列島は，まだ大陸にくっついていた。島に

なったのは2万年前,あるいは13,000年前ともいわれる。人びとは,石器を用い,狩猟や木の実の採取で生きた。魚や貝への嗜好は,まだあまり強くなかったらしい。この時代は,食料採集を基礎とする第1の時代といってよい。

　岩宿時代の食文化については,将来の研究に待つ点が多い。しかし,後の時代と比べて最も大きな特徴は,調理方法として煮炊きが知られていなかったことが重要である。ここでは,この時代の食をめぐって2つの点をとりあげる。

　(2)　肉食の比重が大きかった

　北半球に最後の氷河(ヴュルム氷河)が発達した3〜5万年前ころ,日本の年間平均気温は,6℃前後,つまり,現在より7℃ほど低かった,といわれる。つまり,東海地方が北海道に相当する寒さだった。この寒冷さは,人びとの食の獲得法が最も多く狩猟に依存していたこと,つまり肉食に重点があったことを推定させる。それはなぜか。

　アメリカの文化人類学研究者J.P.マードックとR.B.リーとは,現代の食料採集民,すなわち,食用植物や貝の採取,魚とり,狩りなど,自然の恵みに生きる人びとについて研究した〔佐原 1975〕。

　普通,貝拾いは魚とりとひとまとめに扱って漁撈とよぶことが多い。しかし木の実拾いと貝拾いとは,労働内容も籠など使う道具も共通するし,女の仕事である点も一致するので,アメリカ人類学は,食用植物と貝の採取をひとつにまとめ,魚とりと切り離している。合理的だと思う。

　さて,マードックとリーとは,世界の食料採集民58民族について,採取,魚とり,狩りの3種類の食料獲得法のうち,どの方法に何パーセント依存しているか,を調べた。そしてこの結果を,民族が住む北緯・南緯の緯度の順に並べて比較したところ,暑さ・寒さと食との間に関係があるという面白い成果が出たのである(図1-1)。

　まず,赤道直下から北緯・南緯40度に住む人びとは,採取への依存が最も大きい。たとえば図1-1最下段のアフリカのムヴティ・ピグミーの場合は,採取60%,狩り30%,魚とり10%となっている。これについてリーは,暑いところや暖かいところでは,3つの方法どれでも暮らせる。そこで最も安全かつ楽

第1章 食生活の変遷

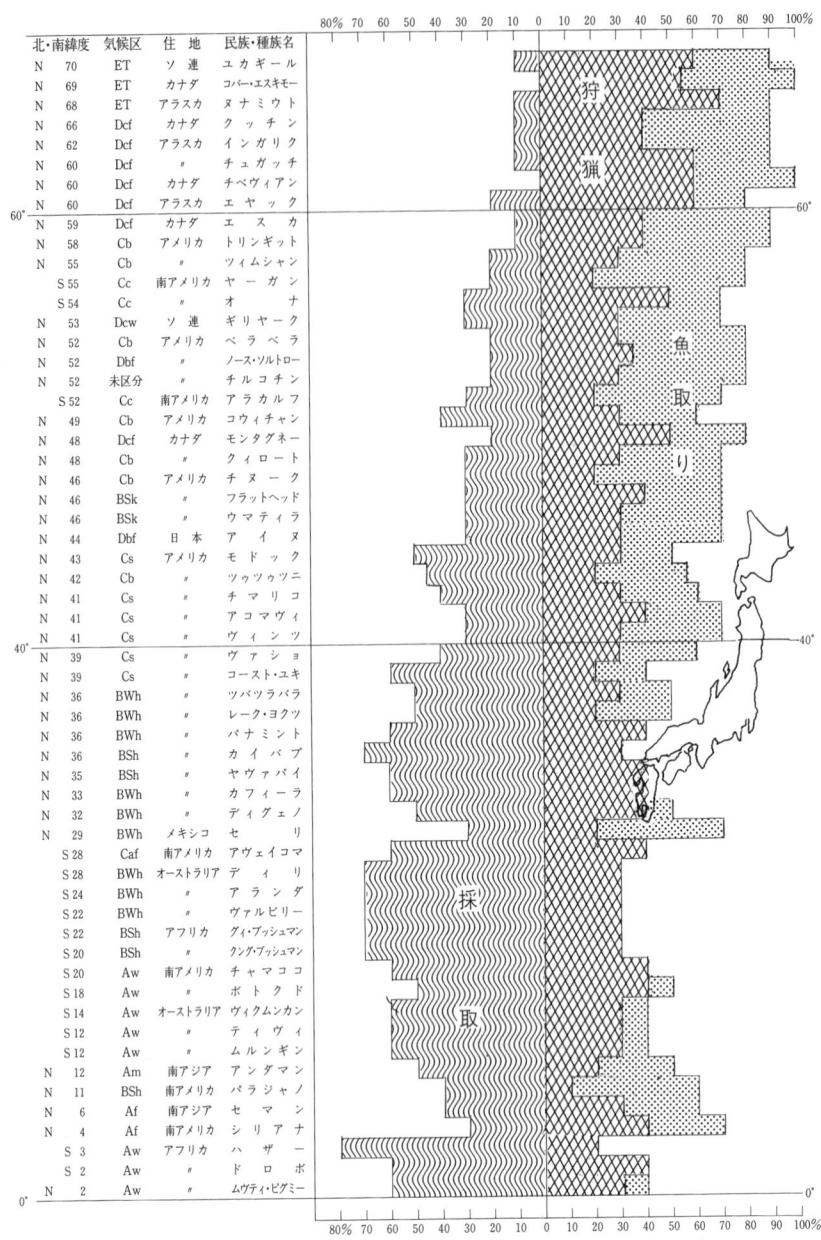

図1-1　世界の食料採集民の食料獲得法〔佐原 1975, p.24〕

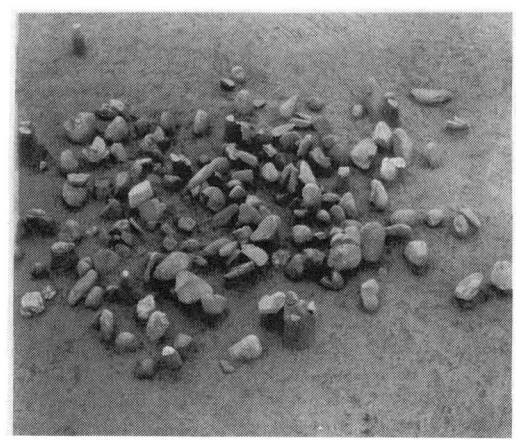

図1－2　岩宿時代に焼石料理に使った石
静岡県広野北遺跡〔山下 1983〕

な方法，つまり採取を優先する，と解釈している。

次に北緯・南緯40～60度に住む人びとは，魚とりへの依存度が最も大きい。そして北緯60度以北の食料採集民は，狩りへの依存度が最大となる。たとえば，コパ＝エスキモーの場合は，狩りに55％，魚とりに45％である。植物はなく木の実も採れないから当然である。

このようにして，寒いところに住む人びとは肉食への依存が大きい。とすると，日本岩宿時代の人びともまた，そうだった，と予測しておきたい。なお，住む緯度と食料獲得の方法との関連については，次の縄紋時代のところでも触れることにしたい。

ヨーロッパの旧石器時代の人びとは，鳥も狩り，魚や貝も採っていた。日本岩宿時代についても，その可能性が説かれている。しかし，次の縄紋時代に比べれば，これらは食の対象として，そう大きな位置は占めなかっただろう。

(3)　**石焼き料理**

岩宿時代の人びと，岩宿人たちは，石焼き料理を食べた，3万年前ころ，といわれる岩宿時代の中ごろ，ナイフ形石器の名でよぶ多目的の石器を用いた時期の住まいのあとでは，握りこぶし大，あるいはそれよりやや大きかったり小さかったりする石が，たとえば直径1mの範囲に円くまとめて置いた状況でみ

つかることがある。礫群とよばれている（図1－2）。この石は，火を受けて赤変している。ただし，下の土は焼けていないので，その場で焼いたものではないらしい。目のつんだ籠(バスケット)や樹皮で造った容器に水を入れ，たとえば肉を入れ，そこへ熱した石を落とすと，たちまち熱湯になって肉がシャブシャブ状に仕上がる，という用途や，穴の中に焼石と食物を入れ，木の葉などで覆った上に土をかける土中の蒸焼きに使う用途も想像できる。

しかし，この礫群の石を調べた結果，直接，熱した石の上に肉をのせて焼肉にしたことが判明した。その説明には，ここで残存脂質分析法，あるいは簡略に脂肪酸分析，とよんでいる方法を解説する必要がある。

(4) 脂肪酸分析

動・植物の体には脂肪がある。これは脂肪酸から成っており，動・植物の種によって脂肪酸の構成比は違っている。つい近年まで，生物が死ぬと，その体内の脂肪はすべて分解する，というのが学界の常識だった。ところが1977年，ドイツで，実は，脂肪の一部が何万，何千年も土中に遺存することが判明して，旧石器時代の洞穴住居の床にヤギの毛皮を敷いたことや，新石器時代にバターが存在したことなどが明らかになった。この研究方法は，その後，日本で飛躍的に進展し，刃にのこる脂肪酸からたとえば，オオツノシカ・ナウマンゾウを解体するのに使った石器を特定できることになったし，後で縄紋時代のところで紹介するように，縄紋時代の食についても数多くのことを明らかにした〔中野 1989〕。

さて，東京都多摩ニュータウン769遺跡の礫群の焼石には，黒くタール状に脂肪酸がこびりついたまま残っていた。熱を受けて分解が進んでいたものの，動物性の油が多く検出された結果，岩宿人が焼肉料理をしていたことが証明されたのである。

3. 縄紋時代―食料採集第2の時代―

(1) 煮炊きの始まった時代

炭素14年代によると，13,000年前ないし12,000年前のころに始まったのが，

食料採集を基盤とする第2の時代，すなわち縄紋時代である。それは，およそ2,400年前に及ぶ。

縄紋時代は，さらに次のように分けてあつかっており，炭素14年代はおよそ次にしるした通りである。

　　　　　　13,000～12,000年前
草創期　　　　　　　　　鹿児島県下で落葉性ドングリ貯蔵
　　　　　　10,000年前
早　期　　　　　　　　　貝塚出現　滋賀県下でトチノミを食べ始める
　　　　　　6,000年前
前　期　　　　　　　　　縄紋海進　現在と似た植生となる。栽培開始か？
　　　　　　5,000年前
中　期
　　　　　　4,000年前
後　期
　　　　　　3,000年前
晩　期　　　　　　　　　ソバ栽培。イネ栽培始まっているか？
　　　　　　2,400年前

さて，縄紋時代に実現したことのうち食文化史の上で最も大切な革新は，次にあげるように煮炊きが始まったことである。

(2) 土器の出現

粘土で形をつくり600～800℃で焼き上げた器(うつわ)，すなわち土器は，1,300度以上の高温で焼いた備前焼・万古焼などの炻器(せっき)や釉薬(うわぐすり)を掛けた陶器，さらに石の粉末と粘土を材料とする磁器とは違って水を入れるとにじみ出る。しかし，民族例によると，繰り返して水を何回も入れると，不純物がつまって水もりが止まる。脂を塗って水もりを防ぐ方法もある。

土器の出現が煮炊きの始まりだったことは，最古の縄紋土器以来，土器を火にかけた結果，煤(すす)で真黒になっていることが証明している（図1－3）。ちなみに，縄紋土器の名は，1877（明治10）年に来日して東京の大森貝塚を発見発

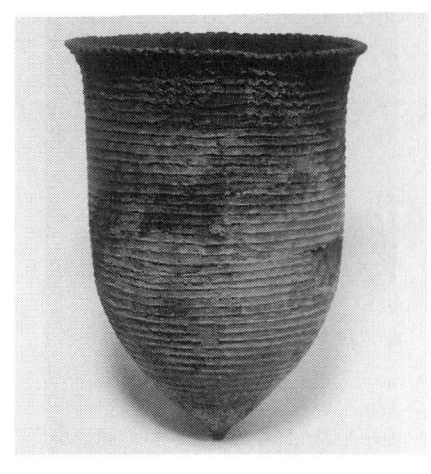

図1-3 煤でまっ黒になった古い縄紋土器〔小林, 小川 1989〕

掘したアメリカの動物学者エドワード・モースが，土器に縄目紋様が多いことから，アメリカ先史時代の土器の縄目紋様の術語を使って cord marked pottery と報告書〔近藤・佐原 1983〕でよんだものの翻訳である。ただし，縄紋土器には縄紋がついていないものも多いし，東日本の弥生土器には縄紋を飾るのが普通である。

さて，私たちは，毎日のように煮炊きを経験しているから，その有難みを考えることもない。しかし，煮炊きが始まったことは，食文化の上で甚だ大きな革新であった。

土器で煮炊きすることによって，人びとは初めて温かい，柔らかい料理を，汁物料理を食べられるようになった。そして，生のままか焼いたり蒸したりの料理法では食べにくかった材料も食べることができるようになった。生までは食べられない，あるいは食べにくい材料でも，煮ればおいしく食べられるものがある。煮炊きの始まりは，食物の種類を増加させた。生までは日保ちのよくない材料も，煮炊きによって長保ちする。特に煮込んだ鍋の上には油の層ができるから，内容を長保ちできる。筋肉や硬い植物繊維も長時間煮れば柔らかくなる。こうして，土器の出現，すなわち煮炊きの始まりは，食中毒などの病気を減らし，歯の生えていない幼児，歯の抜けた老人に軟らかい食を提供し，

人の寿命を延ばしたろう，といわれる．魚と植物の若芽を煮るなど，違ったものを一緒に煮て新しい味をつくり出すことも始まった．食文化の革新の名に値するといえよう．

(3) 歯の退化を促進

土器の出現が人間にもたらした貢献は計り知れない．しかし，このプラスのかげにマイナスも秘められていた．ここで，縄紋時代の人びと，縄紋人の歯と現代人の歯とを比べると，4つの違いがある．

1) **噛み合わせ方の変化**　縄紋人の上下の歯は，100％毛抜きの刃のように噛み合わさっていた．しかし，現代日本人の歯は，100人中87人までが上の歯が前へ，下の歯が後ろという鋏の刃のような噛み合わせ方になっている．

2) **親知らずが生えなくなった**　縄紋人100人のうち81人まで，上下左右4本の親知らず（第3大臼歯）が生えた．しかし，現代日本人では，親知らずが4本とも生えるのは，100人に2人に過ぎない．別の表現をとれば，歯の数の合計が32本から28本へ変わってきたことになる．

3) **歯並びの悪化**　縄紋人の歯並びは美しかった．ところが現代日本人は，八重歯や乱杭歯がひじょうに多い．

4) **歯の磨滅の差**　6歳ころに生える第1大臼歯と12歳ころに生える第2大臼歯の磨滅の度合い，つまり6年間の歯の磨り減り具合を比較すると，縄紋人の方の歯の磨滅度合いを100とすると，現代日本人の磨滅度合いは69であり〔埴原 1982〕，現在の私たちは，縄紋人よりも7割程度しか噛まなくなっていることになる．

以上4つの違いのうち，4)つまり，現代日本人が縄紋人ほど歯を使わなくなっているという事実こそ，1)～3)の原因である．

生物の器官は使わないと退化する．土器の発明に始まる煮炊きの普及は，食べ物を軟らかくした．縄紋人はしかし，まだ硬い物もずいぶん食べた．時代の経過とともに食物は軟らかくなり，ついに現在では，ひじょうに軟らかくなり，硬い食べ物は，ほとんど無くなってしまっている．こうして，噛む回数は減り，歯の退化が進行してきた．ところが，上顎は頭骨につながっていて退化

の進行がおくれるのに対して，下顎は独立しているため，退化が速く進む結果となった。

こうして，下顎は小さくなり，歯は後退し，嚙み合わせ方は毛抜き式から鋏式に変わった。使わないので歯は一番奥から減り始めた。親知らずの生えない人が多くなった。こうして歯の総数は32本から28本に減ってきたのだから，歯並びは良くてもいいはずだ。ところが，歯の生えるべき空間が速く狭くなりすぎてしまった。こうして，28本は，ひしめきあい，重なり合って生えざるを得なくなった。

見てきたように書いてきたのは，ほかに大きな反対例があるからである。

オーストラリア大陸では，土器は発明されなかった。いま，原住民のアボリジニたちは，毛抜き式の，4本とも親知らずの揃った合計32本の歯で，しかも歯並びの良いたくましい歯で嚙み続けている。

現代日本人は世界的に最も歯が悪い。将来の日本人のことを思うと，幼いころから硬い食物を嚙む習慣をつけて，これ以上の退化の進行をくいとめる必要がある。縄紋人の歯の学習によって，現在の歯を知り，未来の歯まで見通すことができる。お母さん方，未来のお母さん方は，我が子の歯だけを心配するのでなく，将来の日本人の歯のことまで考えてほしい。

(4) 木の実が主食―同位体比が明かす縄紋人の食の割合―

縄紋人といえば，狩りの猟物をもっぱら食べていた，と思う人もいる。しかし，そうではなかった。現在では，縄紋人骨を調べることによって，その人が，何をどのくらいの割合で食べていたか，が判明するようになっている。

普通の炭素は原子量が12の炭素12である。これに原子量の異なる炭素13，炭素14などの同位体がある。このうち炭素14は，放射性同位体で，放射能を放出して次第に減り，5,700年ほどで半分になる。この減量の速度を時計に使うのが，炭素14年代法である。一方炭素13は，安定同位体で，いつまでも変わらず，減らないままである。普通の窒素は窒素14であり，窒素15は安定同位体である。ドングリ・クリ・クルミ・ヤマイモ・イネ・ムギ・ソバ・ホウレンソウ・ジャガイモなどのC_3植物[注1]，トウモロコシ・モロコシ・キビ・アワ・ヒ

1. 食料採集の時代　15

エなどのC₄植物，シカ・イノシシなどの陸上草食動物，魚・貝・海獣等々，生物の種類によって，体内にもつ炭素13と炭素12との割合（炭素同位体比），窒素15と窒素14との割合は異なっている。

　人がこれらの食料をどの割合で食べるか，によって，人体の，骨の中の炭素・窒素同位体比が決まる。この炭素13や窒素15は安定同位体だから，人が死んでも骨さえ残っていれば，その中から抽出できる。こうして現在では，人骨の炭素・窒素同位体比の研究から，その骨の主が，何をどの割合で食べていたかが判明している〔赤沢・南川　1989〕。

　北海道伊達市北黄金貝塚の縄紋人（およそ5,000年前　縄紋前期），伊達市有珠10遺跡の続縄紋人（およそ1,800年前　本土の弥生時代に相当），百数十年前のアイヌの人びと，彼らのたんぱく供給源は，共通してオットセイ・イルカなどの海獣が多くを占め（続縄紋人で53.7％）ている。

　これに対して，本州縄紋人の場合は，海岸（福島県三貫地貝塚・宮城県里浜貝塚・千葉県古作貝塚）の人びとも，内陸（長野県北村遺跡）の人びとも，ドングリなどの木の実への依存が大きかった。たとえば，古作貝塚人20人の場合，たんぱく供給源の比率でみれば，植物30％，陸上動物30％，魚介類40％となる。これは，殻や骨などを取り去って，食べられる部分を乾燥させた重量の比率である。魚は高たんぱく（蛋白）であるけれど，熱量（カロリー）となると，木の実のほうが効率が良い。熱量計算によると，植物（木の実）80％，陸上動物9％，魚介類11％となり，木の実こそ主食の名にふさわしい。なお，先にC₃植物としてイネ・ムギなどをあげた。しかし，上記の縄紋遺跡の時期では，それらを栽培したことはありえず，C₃植物すなわち木の実と判断して差しつかえないのである。

　この測定・分析の方法によって，縄紋人に限らず，骨さえあれば，どの時代の人についても，食の割合がつかめることになった。ただし，米食民族の米食の割合は，この方法によって知ることはできない。不幸にしてイネは，ドングリと同じC₃植物の仲間に属するからである。こうして，弥生人がイネと木の実とをどの割合で食べていたかは，この新しい画期的方法をもってしても解決

できないままなのである。

(5) ムシ歯の多さも木の実食の結果—植物型日本食の形成—

ドングリには、100ｇあたり平均56％のでんぷんを含み、1人1日1.5kg食べればよい。ドングリを拾える期間は3、4ヶ月、100日にも及び、少なく見積っても1人で1日2.5kg、100日で250kgは採取できる。とすると、成人が1人1年間に必要とする熱量の半分は、ドングリから得ることができる〔松山1982〕。

こうして、縄紋人は、ドングリ・クルミ・クリ・トチの実を大いに食べた。その代償として、彼らは、食料採集民としては珍しいほどムシ歯に悩まされることになった。縄紋人骨に残っている歯の総数のうち、何本のムシ歯があるかを調べたムシ歯率は9.5％である。その後、弥生人では19.8％、現代日本人では39％と2回の画期がみられる。これは、米食の始まりと、現代の飽食による歯痛い代償である。

さて、食料採集民としては異常なほどムシ歯が多い縄紋人と比べられるのは、カリフォルニア原住民である。彼らは、ドングリを始めとする堅果類を主な食料とし、その他数多くの種類の食料を食べ、ムシ歯が甚だ高率であった。ところが、バッファローを常食とするスウ族では、ムシ歯は非常に少ない、という。こうして、ムシ歯の高率もまた、縄紋人が堅果を常食としたことの証拠ということができる。

のちに見るように、本土人の食の特徴は、植物型、つまり、世界のよその人びとに比べて肉への依存が少なく、植物への依存が大きい。この出発点は、実に縄紋時代に始まる、とみとめて良いだろう。

(6) 木の実の加工法—アク抜きの技術—

さきほどから、ドングリという俗称を使ってきた。実はドングリは、何種類もの木の堅果の総称である。それについてのべるためには、日本列島の植物分布について触れておかなければならない。北海道東部のトドマツ・エゾマツなどの針葉樹林帯（常緑針葉樹林帯）、北海道西部から関東・中部地方の山岳地帯にかけてのブナ・ナラなどの落葉広葉樹林帯、関東・中部地方の海岸地帯にか

けてのカシ・シイ・クスノキなどの常緑広葉樹林帯（照葉樹林帯），沖縄地方の亜熱帯常緑広葉樹林帯という現在の自然の樹木の分布と大きく変わらない森林帯は，6,000～5,000年前（縄紋前期）に形成された。したがって，先に岩宿時代のところでのべた，緯度と食料獲得法との関連でいえば，北緯40度以南の日本は木の実の採取に最も依存する地帯，北緯40度以北，つまり東北地方北端部から北海道にかけては魚とりに最も依存する地帯にあったことになる。

さて落葉性のナラの堅果，常緑性のカシ・シイの堅果をドングリと愛称している。ところが同じドングリでも，食べるためには，それぞれによって扱い方が違ってくる。

クリやクルミは，焼いたり蒸したり，あるいは生までも皮を取り去りさえすれば食べることができる。ところが，ドングリやシイの実はそのままでは渋くて食べられない。アクを抜かなければならない。大切な違いは，常緑性のドングリは水さらしでアク抜きできるのに対して，トチの実や落葉性のドングリは，煮ないとアク抜きできないという事実である。

炭素14年代で1万年以前，鹿児島県下は，まだ落葉性広葉樹の地帯に属していた。鹿児島県東黒土田（草創期）では，貯蔵穴から落葉性ドングリの実がみいだされたということは，土器を利用し熱を加えたアク抜きが，ここで始まっていたことを示している。土器を使い始めたのは，木の実のアク抜きのためではないか，という解釈もある〔渡辺 1987〕。

(7) 縄紋クッキー

縄紋遺跡からは，パン・クッキーの名で親しまれている加工食品がみつかっている。何か植物質のものを練って焼くか煮たかしたもの，とみられてきた。

しかし，今，脂肪酸分析によって，そのレシピーが明らかになった〔中野 1989〕。

山形県押出(おんだし)遺跡の6000～5000年前のクッキー（図1－4）は，クリやクルミの実をこまかく砕き，イノシシやシカの肉・血・骨髄・野鳥の卵を加えていた。さらにX線解析によって，ナトリウム・鉄・カルシウム・硫黄なども豊富に含まれており，塩が添加してあること，そしてエルゴステロールの存在から

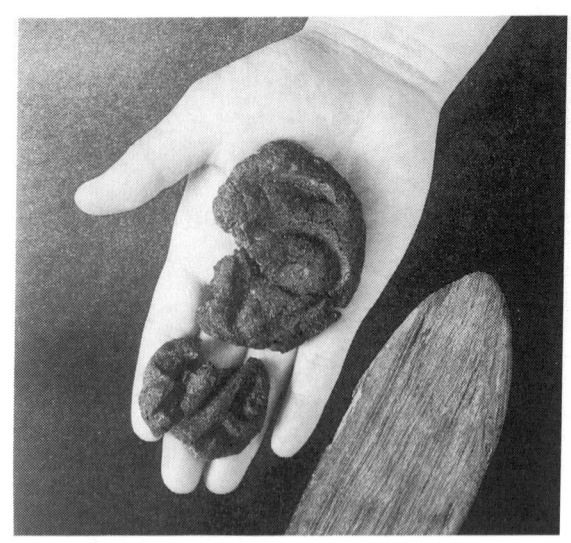

図1−4　渦巻紋様もある縄紋クッキー
山形県押出遺跡〔佐原 1988〕

野生の酵母まで加えてあったことが判明した〔中野 1989〕。押出のクッキーには，木の実を主体とするクッキー型（炭水化物71.4%，たんぱく質18.0%，脂質7.4%，水分3.2%）と肉を多くしたハンバーグ型（たんぱく質68.4%，炭水化物15.6%，脂質11.7%，水分6.3%）の2種類があることが分かった。栄養価は，100gあたり400〜500kcalで，15歳の少女なら5.5枚，成人の男なら12〜16枚食べれば1日のカロリーが満たされる計算になる，という。

(8) 狩りの猟物—イノシシとシカ—

炭素14年代でいえば1万年以上も昔から現代に至るまで，本土における狩りの猟物を代表するのは，イノシシとシカ，それに野鳥だった。イノシシは北海道にはおらず，また縄紋時代以降の沖縄には，シカはいなかったらしい。イノシシやシカは，4〜6月ころに生まれ，どの歯が生後何ヵ月に生えるかも分かっているから，遺跡からみつかった顎の歯を調べると幼獣だと生後何ヵ月で殺したかが分かる。歯のセメント質の年輪からは年齢が分かり，牡ジカの頭骨には角が生えたままのことが多く，春の自然の落角前に倒したことが分かる。

こうして縄紋人の主な狩りは，現代の狩猟免許の有効期間と同様，秋から初

春にかけて行われたことが分かっている。縄紋人はシカ・イノシシを内臓や脳に至るまで徹底的に食べた。長い骨は必ず割ってあり，髄をたべたことも分かる。ただし，大切なことは，縄紋人がそう頻繁にシカ・イノシシを倒してその肉にありつけたわけではないということである。先にあげた炭素・窒素同位体比の研究もそれを証明する。

(9) 貝塚と貝―海の幸愛好の始まり―

かつて縄紋人は，移住の生活を送り，稲作を始めた弥生人から定住の生活が始まったという考えもあった。しかし，現在では縄紋人の暮らしが，基本的に定住の暮らしだったことは確実視されている。世界の民族例をみても，移住の暮らしをする人びとの家は，運搬できる程度の軽量の部材から成る。彼らは土器をもたず，共同墓地をいとなまず，ごみ捨て場もつくらない。縄紋人は，太い柱の半地下構造の家（縦穴住居）に住み，豊富に土器をもち，共同墓地をつくり，そして，ごみ捨て場をつくっている。

炭素14年代でおよそ1万年前以降（早期以来の）海岸・湖岸の村に属するごみ捨て場には，貝殻が大量に含まれる。それが貝塚である。貝殻の石灰分が骨のカルシウム分を保存することによって，貝塚には，人びとが食べた動物・魚の骨も腐らずに残っている。なお，貝塚は，墓としても利用しており，人だけではなくイヌもていねいに葬ってある。縄紋人は愛犬家であってイヌは食べなかった。シカ・イノシシとは違って，1体分の骨がまとまってみつかるのである。

貝殻を切断して希塩酸で処理し，顕微鏡下で観察すると，木の年輪のような線の重なりがみえる。これは，1日1本形成される，いわば日輪である。この成長線と成長線との間隔は，夏に広く冬に狭い。これを手がかりとして，貝塚の貝殻を調べると，貝を採取した季節を知ることができる〔小池 1973〕。

貝殻成長線の研究によって，縄紋人は，1年中いつも同じように貝を拾ったのではなく，3～6月に集中的に採取することが多かったことが判明している。江戸時代には，大潮（旧暦3月3～7日），長潮（3月10日ごろ）を潮干狩の季節とした。この季節の貝拾いは，縄紋時代以来といえよう。なお，東京都

伊皿子貝塚では，春先の50日間だけに貝を採取していたことも判明している。春だけに潮干狩に訪れた人びとがつくったごみ捨て場だったのである。

　こうして，縄紋時代以来，貝の愛好は始まった。千葉県加曽利貝塚のように直径150m，幅30mの環が南北に2つ並んでいる（北貝塚・南貝塚）のを見ると，100人がかりで100年，200年と貝ばかり食べ続けても到底これほどの堆積はできそうにない。そこで，土器で貝を煮ては身をとり出し，貝を天日に干して干し貝に加工し，これを内陸の人びとに供給した可能性が論じられている。今や脂肪酸分析法によって，土器を調べれば，海の貝，淡水の貝のいずれを煮たか，貝殻ごと煮たか，貝殻から取り出して煮たかの識別が可能になっている。上記の解釈の当否も近い将来，解決できるだろう。

　1991年春，滋賀県琵琶湖の底にある粟津貝塚の調査が行われた。周囲に堤をつくって，水を排除して調査は進行した。そこには，貝殻・獣骨などが堆積する貝層と，ドングリやトチの殻が堆積する植物層とがかわるがわる，それぞれ十数枚重なっていた。それから受ける印象は，縄紋人は必要なものを摂り，無駄なくつましく暮らしていた，というものであった。なぜ，そのようなことをいうか，といえば，私たちは今，あまりにも飽食の時代に生きているからである。日本の歴史のなかで，もちろん初めてのことである。

　アメリカでは，大量消費型の生活が急速に進んだ1940年代以来，大規模なごみ捨て場が大都市の近くに出現した。アリゾナ大学考古学研究室の発掘調査の成果によると，ごみの70％（重量比）は，まだ食べられる食材だった，という〔佐原 1991〕。地球に人が出現して以来，現在ほど環境を破壊し，資源を浪費している時代はない，ということを縄紋貝塚と現代のごみ捨て場との比較から識る。

　(10)　サケ・タイ・スズキ

　秋に産卵に川にさかのぼるサケ・マス，外洋性のマダイ・カツオ・マグロ・イルカ・サワラ・シイラ・サメ，内湾性・浅海川口性のスズキ・クロダイ……を鹿角や骨でつくった釣針や銛・ヤスを使って取った。これらだけではなく，フグまでも縄紋人はとって食べていた。すでに毒を除く技術も承知していたの

である。サケは，その昔，北海道や東日本で大量にさかのぼった。東日本の縄紋人は，サケを保存食料として活用したに違いない。東日本縄紋文化反映の資源としてサケは重要視されている。

　縄紋時代の貝塚では，クジラの骨もみいだされることがある。これは，シャチなどに追われて漂着したものをとらえた結果だろう。イルカは各地の貝塚で知られてきた。しかし，石川県真脇(まわき)遺跡では5,000年前（前期末〜中期初）ころ，毎年のように大量にイルカをとらえ，食べていたことが明らかになり，イルカの油を入れていたらしい土器の存在も脂肪酸分析の結果，知られるようになっている。

(11) **縄紋人と栽培**

　縄紋時代にすでに一種の栽培が始まっていたことが明らかになっている。ヒョウタン・リョクトウ・エゴマ・シソなどがおよそ6,000年〜5,000年前（縄紋前期）に栽培された，といわれ，野性のサトイモ類の利用も想像されている。このうち，ヒョウタンは，海流で漂着した可能性もある。そして，容器の材料として用いたほか，食用でもなかったか，と想像されている。ただし，日本のヒョウタンはたいそう苦く食用に耐えないという主張もある。リョクトウとよばれたものは，マメの専門家も判定しかねている[注2]。また，エゴマは食用以外に漆(うるし)に用いた可能性も大きい。むしろ注目すべきなのは，縄紋時代後期の北海道から九州にかけて，いくつもの遺跡でソバの存在が確かめられていることである。これこそまごうことのない栽培植物である。

　東南アジア北部および中国南部の高地から西日本にかけて分布する常緑広葉樹林は，カシ・クスノキ・シイ・ツバキなど，つやのある葉を特徴とし，照葉樹林ともよばれる。この照葉樹林の地帯に共通する文化の存在を考える照葉樹林文化論者は，縄紋時代の日本における上記の農作物や漆の存在を照葉樹林文化におけるプレ農耕段階としてとらえ，食料採集と，原初的農耕とをあわせ行っていた段階と理解する。そして，この段階があったのち，アワ・キビなどの焼畑農耕文化が生まれ，ついに水田稲作文化に到った，と解釈する〔佐々木1992〕。

⑿　縄紋人の糞石

　大昔の人の大便は，糞石(ふんせき)という術語でよんでいる。縄紋時代の貝塚では，糞石がみいだされることがある。その脂肪酸分析によって，植物性食料・動物性食料のいずれを沢山食べているかが判定できるし，脂肪酸の組成によっては，魚を食べた結果，と分かるものもある。

　哺乳動物の腸内細菌は，食べたステロールを分解してコプロスタノールをつくる。しかし全部ではなく，ステロールも残る。そしてコプロスタノール／ステロールの比率は，男で 4.2，女で 2.75 であるし，動物の種によって違う数値を示すから，糞石によって男女の別や動物の種類を明らかにすることができる〔中野 1989〕。それだけでなく，糞石の研究は，栄養状況や病気の様子までつかむことが可能である。人間とイヌの糞石の外観は良く似ていて識別が難しかった。しかし現在では，それも可能となり，縄紋時代の糞石の多くが，実はイヌの糞石であることも判明している。しかし，イヌの食料は人間が与えたものだから，間接的に人間の食料についても情報を提供することになる。現在，この新しい研究が進行しており，縄紋人の食についての詳しい成果を期待したい。

⒀　縄紋人は江戸人より栄養良好

　神奈川県平坂貝塚（早期）の縄紋人骨に栄養不良のときに生じる「ハリス氏の線」が認められることから，縄紋人の栄養が悪かったことが紹介されたことがある。しかしハリス氏の線は，現代人にも生じることがある。時期を等しくするまとまった個体の調査を行わないと，一概に栄養状況を論じられない。

　最近では，栄養状況が悪い時に眼窩すなわち眼球がおさまる頭骨のくぼみの上壁に生じる小さな孔（眼窩篩）と，歯のエナメル質に生じる，溝・線との研究によって，江戸時代の庶民，たとえば，東京都千代田区一ツ橋という花の大江戸の真中に住んでいた人びとの栄養状況が，縄紋人の栄養状況に劣っていた事実が指摘されている〔佐原 1991D〕。食料採集民として縄紋人は，比較的恵まれた生活をしていた，といえそうである。ただし，自然状況が悪化すると，彼等の生活は根底からくつがえされたのは，当然である。

2. 食料生産の時代

1. 弥生・古墳時代

(1) 米の時代

およそ2,400年前，佐賀県・福岡県などで水田耕作が始まった。当時の水田跡が佐賀県唐津市の菜畑(なばたけ)遺跡や福岡市板付(いたづけ)遺跡の下層で，村跡は福岡県糸島郡二丈町曲り田遺跡でみつかっている。この「菜畑・曲り田段階」こそ，日本列島のうち九州・四国・本州で食料生産を基盤とする生活が始まった最初であって，弥生時代の早期，あるいは先Ⅰ期とよんでいる。ただし，この時期を縄紋時代晩期に含めて考え，「縄紋水田」を認める人もある。

さて，この最古の水田以来，用水路も整い，杭を立て横材を渡した井堰(いぜき)，すなわちダムを小川や用水路に設けて水量を調節して田に水を引くことも行っており，完成した形で水田稲作の技術が始まっていたことが判明している。

弥生時代の米は，現代の日本米と同様，円粒の日本型である。長粒のインド型が本土に到来したのは，7世紀と鎌倉時代とであった。弥生米は，普通の米，すなわち粳(うるち)だけでなく糯(もちごめ)が多く，赤米(あかごめ)がかなりの割合を占めていた，と考えられている。

弥生時代には，ムギ・アワ・ヒエ・キビ・大豆の栽培も始まった。稲作と並んで畑作も始まったのである。しかし，これらの作物が米食の欠をどの程度おぎなっていたかどうかは分からない。これらのうち，ヒエは，日本で栽培種として成立した，といわれている〔阪本 1988〕。

弥生時代は，農耕が始まり，食料生産が人びとの生活，社会の基礎をつくった最初の時代だった。そして銅に錫を加えた合金である青銅（ブロンズ）と鉄を用い始めた最初の時代でもあった。

さらに，人びとの間に支配する人，支配される人の区別が生じ始め，地域社会が政治的にまとまって国家誕生に向かって歩み始めた時代でもあった。人の

集団と集団とが衝突して大量に殺し合う,という意味の戦争が始まったのもこの時代であった〔佐原 1987, p.291〕。

(2) 米の収穫量

弥生時代の米の収穫量については,水田跡からの積算法と,遺跡からみいだされる植物の種類や量からの推定法とがある。これらの研究では,弥生米の収穫量を少ないと見積るものが多い。そして,1人1日あたりの米の摂取量は,弥生時代のⅠ期（その1点は前4,3世紀にある。以下同じ）では18㌘（1勺），Ⅱ期（前2世紀）・Ⅲ期（前1世紀）・Ⅳ期（後1世紀）では,108～180㌘（約1合），Ⅴ期（後2世紀）になっても360㌘（2合）を超えることなく,他のでんぷん質食料への依存は,Ⅰ期で大部分,Ⅱ～Ⅳ期で50％以上,Ⅴ期でも最低30％だった,という試算もある。総じて弥生農民に,ろくに米を食べさせない考えが強い〔寺沢 1986〕・〔渡部 1985〕。

しかし,たとえば,長野県橋原遺跡では,4つの住居跡から大量の米が出土し,アワやヒエ・豆・ドングリ・クルミの量を圧していた。弥生時代には,米がかなり多く収穫できたのが真相だろう。そうでなければ,農耕社会が成立して600～700年という世界的に驚くべき速度で,有力者が出現し,死に際して人工の丘の墓,古墳に葬られる,という現象は,とても実現できなかったに違いない〔佐原 1990C, p.52〕。

(3) 米の食べ方

稲穂は木の臼に入れ,木の杵でついて穂から粒を外す作業,すなわち脱穀を行った。さらに杵の作業を続けると籾（稲の実）の外皮（殻）が外れるし,さらに杵を使い続けると米の外側の部分が除かれて,精白の作業も果たすことになる。

米は,深い器（甕），いわば深鍋で炊いて食べた。深鍋の内側に飯がこげついたまま残っていることがあるのでそれが分かる。岡山県上東遺跡では,穴からみつかった20個の深鍋すべてに飯と粟飯のこげつきが残っていた。深鍋の底に孔をあけたものがあるので,かつては,これを蒸器（甑）と見る説もあった。しかし,最近の調査では,出土した土器を種類別に分類して数を調べ

る。その結果，高さ15～25cm，容量2～7㍑の深鍋の大多数が煤で汚れていて火にかけたあとを留めているにも拘らず，その中で底に孔をもつものは，きわめて少数である。この点からも，毎日の飯は，直接深鍋で炊いたとみる方が自然である〔佐原 1987B〕。

各地の弥生遺跡から多種多数の木製品がみいだされている。この中には杓子や匙の類も含まれている。しかし，形のきまった匙が大量にみいだされることもなく，また箸もない。したがって，粥(かゆ)ではなく，飯を手づかみに食べた公算が大きい。3世紀の日本の様子を記した中国の魏志倭人伝(ぎしわじんでん)(『三国志』の魏書の東夷伝の倭人條)によると，当時の倭人(わじん)，すなわち日本の人びとは，台付き皿(高杯(たかつき))を用いて手食，つまり手づかみで食べた，とある。この記事は正しい観察にもとづくものだろう。

(4) **食器と共食**

弥生時代の終わり頃，2世紀末から3世紀にかけて，日本で初めて，今でいう食器に相当するものが出現した。

ここで食器を共用器と銘々器とに大別しておきたい〔佐原 1983〕。複数で食事をとる場合，皆の分のおかずをひとまとめに盛った大皿や大鉢などが共用器の実例である。これに対して，ひとりひとりが使う飯茶碗・汁椀・取り皿は銘々器である。箸・フォーク・ナイフ・スプーンなどの食具も広義の食器と理解すれば，銘々器に入る。ただし，皆の分のサラダなどを盛った大皿に添えた大きな木のフォーク・スプーンは，共用器に入る。

さて，世界の食器の歴史を通観すると，ヨーロッパでは，ローマ時代に共用器に加えて銘々器が出現している。しかし，中世には銘々器はなく，ようやく16世紀ころから銘々皿があらわれ始める。一方，東アジアでは，漢代の中国に共用器に加えて銘々器が存在している。朝鮮半島では三国(高句麗(こうくり)・新羅(しらぎ)・百済(くだら))時代に共用器・銘々器がある。日本では，共用器・銘々器の両方がみられるのは，2世紀末ないし3世紀，つまり弥生時代の終わりから古墳時代の初期にかけてからである。

火事で焼け，しかも火事場の後始末で物を取り去ることがなかったとみられ

る状況の住まいのあとで，ほぼ同じ型・同じ大きさの台付き皿（高杯）や小型の鉢が4つ〜5つとまとまって見出されると，その家に住んでいた4，5人分の銘々器と見なすことができる．

そして，銘々器の存在は，家族が食事を共にした（共食）ことを裏がきする．エスキモーやニューギニアの人びとについては，人びとがそれぞれ適当にひとりで食事をする事実が知られている．共食がいつから始まったかは，簡単には決められない．しかし，おそくとも2, 3世紀には共食が始まっていたことになる．

(5) ブタとニワトリ

弥生人がブタを飼っていたことが確実になった．ブタといっても，私たちの知る風貌とは違い，限りなくイノシシに近い．頭骨を上から見比べると，ブタの方がやや丸味をみびているものの専門外の私たちには判別は難しい．しかし，現在のイノシシ100匹にも認められない歯槽膿漏が存在することは，家畜，すなわちブタである証拠として説得性がある．現在のところ，九州・近畿および愛知県下の弥生遺跡でブタの存在が認められており，稲作とともにブタが到来したことは確実になった〔佐原 1989〕．

一方，弥生時代にニワトリを飼っていたことも確かである．ニワトリをかたどった土製品があり，古墳時代初めには，忠実にニワトリを模した土器もある．ところが，古代の日本では，ニワトリは神聖な時告げ鳥だったらしく，どれほど食べたかは疑問である．これについては，またあとで取り上げたい．

(6) 狩りと海産物

祭りのベル，銅鐸の絵画には，シカをとらえた狩人や，イヌを使ったイノシシ狩りの場面が描いてある．また，弥生遺跡からはイノシシ・シカなどの狩りの獲物の骨がみいだされている．また，弥生時代の貝塚からは，貝殻や魚の骨もみいだされるし，釣針などの漁具もみられる．しかし，縄紋貝塚に比べて弥生貝塚の規模はずっと小さく，弥生時代の漁撈が縄紋時代のそれに比べて規模を減じたことは確かである．

注意すべきこととして，アワビ・サザエなどの海中の岩にいる貝を多く取っ

ていることがあげられる。挺子(てこ)の原理でアワビをおこす骨製・鉄製のアワビオコシもみいだされており，魏志倭人伝が記す潜水漁法の存在を証明する。

蛸壷(たこつぼ)を用いてタコを取る，という世界的にも珍しい漁法も始まった。

土器を用いて海水を煮つめて塩を得る方法は，すでに縄紋時代に関東・東北地方で試みられている。しかし，1，2世紀ころから瀬戸内海沿岸で大々的な土器製塩が始まって各地に及び，塩は調味料として塩蔵用として重要な役割を果たすことになった。塩田による製塩は奈良時代からである〔佐原 1991B〕。

魏志倭人伝は，西日本の植物の名を列挙した際に，「ショウガ（薑）・タチバナ（橘）・サンショウ（椒）・ミョウガ（蘘荷）がある。しかし，その美味(おい)しさを知らない」と書いている。一方，奈良時代に完成した『古事記』神武記には，椒が苦い，とある。日本人が薬味の味を覚えたのは新しいらしい。

(7) 酒の登場

すでに縄紋時代に酒があったという考えもある。有孔鍔付土器(ゆうこうつばつき)とよぶ5,000〜4,000年前の土器を酒づくり用とみたり，土瓶(ちゅうこう)（注口土器）を酒の容器とみたり，また，土器にガマズミの圧痕が付いていたり，カジノキの実がみつかったりした事実から，これらの実を酒づくりに使った，と解釈するなどして縄紋酒に想いをはせるのである。

しかし，日本には，果実酒をつくる伝統はなく，後世の文献にみられる桑酒・柿酒・ヤマモモ酒などは，すべて梅酒と同様，果実を酒に浸した混成酒である。日本だけでなく，東アジアには果実酒・蜂蜜酒・樹液の酒をつくる伝統はなかった。アメリカ原住民（イヌイット・インディアン），オーストラリア原住民（アボリジニ）などの食料採集民も酒を知らなかった。縄紋人は酒を知らなかった可能性が大きい〔石毛 1986〕。

米の出現こそ，酒つくりの出発点となったに違いない。いま，弥生時代の酒について考古学的証拠はない。しかし，魏志倭人伝は，西日本の人びとが酒が好きだったと記している。

(8) ウシとウマ

およそ1,700年前ころから1,300年前ころまでを古墳(こふん)時代とよんでいる。権力

を握った人物が数多くの人びとを支配し，死ぬと壮大な人工の丘の墓へ，すなわち古墳に葬られるようになったからである。稲作農耕を基盤とする生活が定着したこの時代の食文化および家畜について3つの点をとりあげておこう。

第1はウシ・ウマについてである。かつては，縄紋・弥生時代の遺跡から見出されたウシ・ウマの骨がその時代のものである，と素直に受けとられていた。しかし，現在では縄紋遺跡に後になって捨てられたものであることが明らかになった。弗素分析の成果による。あるところに埋まった骨は，時間の経過とともに土中から弗素を吸収する。したがって縄紋時代の貝塚に埋まっているイノシシやシカの骨にはその量が多い。ところが，これと同じ場所で採集された，と記録されているウシ・ウマの骨を調べると，意外なことに，含む弗素の量がシカ・イノシシの弗素の量に比べていちじるしく少ない。これによって，縄紋遺跡に後代に捨てた骨に違いない，ということになる。

日本に確実にウマ・ウシが到来したのは5，6世紀であった。しかも日本では，ウシは耕作・運搬用，ウマは乗馬・耕作用に主に用いた。

(9) 生食の始まり—膾と鱠—

『古事記』と『日本書紀』とは，共に8世紀の初めに完成した現存する日本最古の史書である。そこに記された記載の内容の古い部分の多くは，古墳時代にまでさかのぼるとみてよい。また，同じく8世紀に諸国の状況や物産を記して提出させた『風土記』の記載の内容の一部も古墳時代の記憶を反映しているだろう。

『日本書紀』雄略天皇2年10月の記載に，料理人（膳夫）に鮮を割らしむ，とあり，景行天皇53年10月の条に白蛤を膾につくる記載がある。また『播磨国風土記』讃容（兵庫県佐用）郡の条に，神が筌（魚とりの道具）を置いたところ，魚が入らずに鹿が入ったので鱠をつくった，という記載がある。

古代中国では，生肉の刺身を膾とよんだ。羹に懲りて膾をふく，ということわざの膾である。中国では，肉や魚の生食は久しく続いたらしい。11世紀，宋の梅堯臣の詩の「膾を設けて坐客に示す」の中には，彼の妻が包丁で鯉を膾，つまり刺身につくる様を詠み，刺身のひときれひときれを雲葉とよび，霜蔔，

2. 食料生産の時代　29

つまり霜のように白い大根がザクザクと切られて糸のようなツマとなる状況をよみこんでいる。宋代まで刺身を食べつづけた中国が，それを中止したのは，中毒などが流行って食習慣をあらためたかららしい〔陳 1986〕。

日本では，おそらく縄紋時代以来，肉や魚の生食は始まっていたに違いない。しかし，現状では古墳時代までさかのぼって奈良時代にも盛んだった証拠があり，たとえば万葉集第16巻の3,858乞食者の詠に，シカがなげいている状況を詠み，自分が死後，大君に仕えるとのべ，「わが肉は御鱠はやし，わが肝も御鱠はやし」すなわち，私の肉は大君の召し上る鱠になります，私の肝臓も鱠の材料となります，と詠んである。

(10)　蒸し飯の始まり

5世紀に西日本で，朝鮮半島からの影響の下で半地下構造の縦穴住居の壁に竈をつくりつけることが始まった。粘土や石で焚口をつくり，上に鍋をのせる穴をあけ，そして煙り出しをつくったのである。このようなつくりつけの竈のほかに，運搬可能な土器の竈も西暦500年頃に登場した。6，7世紀，東日本では，家ごとに頑丈な竈をつくっている。

蒸器（甑）の出現は，竈の出現と並んで5世紀に始まり，やはり朝鮮半島から到来したものであった。深鍋（考古学では甕とよぶ）の上に，底の無い容器，あるいは，底に孔をあけた容器，すなわち蒸器を重ねる。下の深鍋には水が

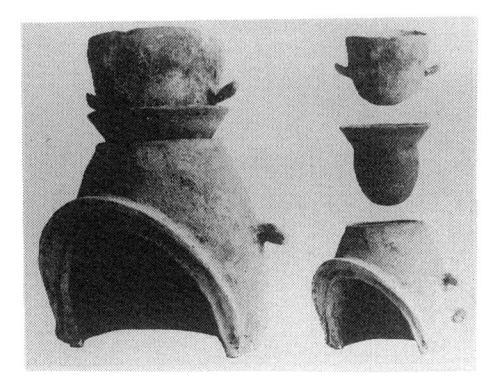

図1-5　6世紀の軟質赤焼き土器の模型
　　　運搬可能な竈の上に釜をのせ，その
　　　上に蒸器をのせる
　　〔京都大学 1930〕・〔小林 1951〕

入っている。蒸器には，簀子などを敷いて米をのせる。この状況で火にかけると熱い蒸気がのぼって米を蒸すのである（図1－5）。

こうした確実な蒸器は，須恵器とよぶ5世紀に始まる灰色硬質の焼物としてであった。しかし，その後は，むしろ弥生土器の伝統をひく土師器とよぶ，褐色軟質の土器としてつくることが多くなった。

古墳時代においても，西日本では米を鍋で炊くのが普通であったらしく，遺跡からみつかる土器の中では，煤でよごれた土師器の鍋（甕）の占める割合は大きく，蒸器の数は少ない。これに対して，東日本では，1軒にひとつ程度の割合で蒸器を備えている。現状で比較すると，西日本では米を炊いて食べ，東日本では蒸して食べていた可能性がある。現代の東南アジアを見ると，タイ北部のように日常，糯を蒸して食べているところもある〔渡部 1970〕。この事実から推すと，6，7世紀の東日本では，糯を蒸して強飯を食べるのが常であった可能性もある。これに対して，西日本では，常日頃は，普通の米，つまり粳を炊いて姫飯，つまり普通の御飯を食べ，祭の機会にだけお強や餅や酒のために米を蒸した可能性もある。

2．飛鳥・奈良・平安時代

(1)「料理」の始まり

中国では，日本の料理・調理に相当する語は，「烹飪」・「烹調」である。烹は炒めたり煮ることをさし，飪も，よく煮ることである。英語のcookも，火を使って煮炊きする意味である。中国語でも英語でも，火を使わないと料理にならないのに，日本語の料理・調理には火の気がない。いかにも日本的な語といえよう。料理とは，もともとは物事をうまく処理する意味である。奈良時代には，倉庫に入っている兵器を3年に1度は修理して，こわれたものがあれば，「随時，料理する」という表現もある。

しかし，この奈良時代に，現在の意味での料理の語も使い始めた。奈良の平城宮跡から見出された須恵器とよぶ灰色硬質の土器の杯とよぶ浅い器の蓋（直径15cm弱）には，「味物料理」という墨書がある。西暦760〜780（天平宝字

年ころの土器である。よい状態になるように整える，という意味の「調理」を食事をつくるという意味で用いるようになったのは，江戸時代からであって，料理の語より1,000年は新しいことになる。

(2) 牛乳と油と氷

奈良時代から平安時代にかけて，天皇家では，牛乳を煮つめてつくった乳製品である蘇を全国各地から納めさせた。平城宮跡から見つかった墨書のある木の板，木簡には，滋賀県（近江）から生蘇を納めたときに付けた札があり，生まの状況の乳製品の存在を示している。また奈良時代初期の皇族であった有力者，長屋王の邸宅跡から見出された木簡には「牛乳」という記載があり，牛乳をそのまま飲む風習もあった，と考えられるようになった。

奈良時代には，胡麻油を食用に用いることもあった。文献にも木簡にもその名をみる。

中国人を代表する漢民族には，牛乳を飲む習慣はない。しかし，唐は世界帝国であったから，西から北からの食習慣を採用した。これが日本に伝わることになったのである。しかし，唐から伝わった乳製品・油は，所詮，借物文化であって，しかも一般庶民とは全く関係のないものであったために，日本の食文化として定着することなく，消え去る運命にあった。

奈良時代には，氷を口にすることも始まっていた〔佐原 1990B〕。『日本書紀』の仁徳天皇62年の條には，奈良県都祁の氷室の記事がある。冬に穴を掘って氷を貯わえておいて夏に「水酒に浸して用う」とある。これは伝承である。しかし，長屋王の邸宅跡からみつかった木簡によって，奈良時代の712（和銅5）年ころ，奈良県山辺郡都祁村にあった氷室の様子が明らかになった。深さ3m，周囲の長さ18mの穴の中に厚さ7.5cmか9cmの氷を置き，その上に草をかぶせた，という。

夏，氷をオンザロック用に楽しんだのは，貴族だけではなかったらしい。文献には，氷の値段も記してあり，平城京，つまり都の市（マーケット）で氷を売る店があったことも推定されている。平安時代には，清少納言が『枕草紙』に「削り氷にあまづら（甘葛）を入れて，あたらしき金鋺に入れたるもの」を

「あてなるもの」，つまり高貴かつ優美なるもの，と記している。

奈良時代には，きわめて日本本土的なもの，としてナスやキュウリの漬物も始まっていた〔佐原 1990A〕。

(3) **肉食と家畜**

奈良時代の文献や木簡をみると，奈良時代の人びとは，シカ・イノシシもかなり食べていたことが分かる。イノシシのシシは，本来，宍，つまり肉のことであって，猪の肉を意味する。

ところが，この「猪」が問題である。『古事記』の歌謡96（雄略記）には，「み吉野の小室が嶽に猪鹿伏すと……」，雄略記には，「大猪出でぬ。即ち天皇鳴鏑を以ちて其の猪を射たまふ時……」，『播磨国風土記』託賀郡の条には，「品太の天皇（応神）の薨犬，猪と此の岡に走り上りき，（中略）此の犬，猪と相闘ひて死にき。」などとある。これらの「猪」はイノシシに違いない。ところが，「我者山代之猪甘（猪養）ゾ」（『古事記』雄略記），「此処を賜はりて，猪を放ち飼ひき。故，猪養野といふ」（『播磨国風土記』託賀郡条）の記事や，732（天平4）年7月に聖武天皇が詔して，畿内の百姓が私的に蓄えていた「猪四〇頭」を買いとって山野に放って生命を逐げさせたという記載（『続日本紀』）の「猪」はブタに違いない。こうして，奈良時代には確実にブタはいた。ところが平安時代以降，農家でブタを飼った証拠はなく，16世紀，南蛮文化の到来で長崎出島にブタが飼われるまで，ブタは消えてしまうのであった。

一方，弥生時代のニワトリはどうか，奈良～室町時代の食についての文献には，多くの種類の野鳥が登場するにも拘らずニワトリと卵はほとんどみることができない。農村風景の絵画を探しても雌雄一番を描く場合が多く，群鶏を見出すことは稀である。天武天皇が仏教とのかかわりで食べることを禁じた動物の種類の中には，ニワトリの名も上がっているので，食べる人がいなかった，とはいえない。しかし，食の対象として一般的でなかったことは確かだろう。ニワトリ・卵が食物として登場するのは，江戸時代の元禄ころ（17世紀末～18世紀初め）であって，乱獲によって野鳥が減ったことから盛んに食べるようになった，ともいわれている。

このようにして，弥生時代以来のブタは，奈良時代で消え，ニワトリは食べないまま，古墳時代に到来したウシ・ウマも食べないまま，というのが本土における実情であった。

渡来系の人びとが祭儀や雨乞いで牛馬を生贄に捧げる，ということはあった。しかし，この風習は，国や一般社会の風習に採用されないままとなった。こうして，日本の農耕は，食べるため，ミルクを採るための家畜をほとんどもつことのないものとして発展することになる。

(4) 属人器の始まり

奈良時代には，灰色硬質の土器，須恵器と，褐色軟質の土器，土師器(はじき)を用いた。酒や水の貯蔵には須恵器が適し，煮炊きには土師器が適した。食膳には，両者の杯・皿類を主に用いた。

注意をひくのは，奈良平城宮の杯・皿類の中に，自分に属するものだから他人は使ってはならない，という意味の墨書を記したものがある事実である。「まかないさんよ。盗むなよ。盗ったら答で50回叩きだよ」「醴大郎」と記したもの（図1－6）や，「器（垸(かん)・埦(わん)）をよく見分けて他人のものにするな」と記している。平城宮に出勤する数多い役人のなかには，団体で食事をする際に自分専用の杯・皿を用い，他人がそれを使うことを嫌う神経質なひとがいたこ

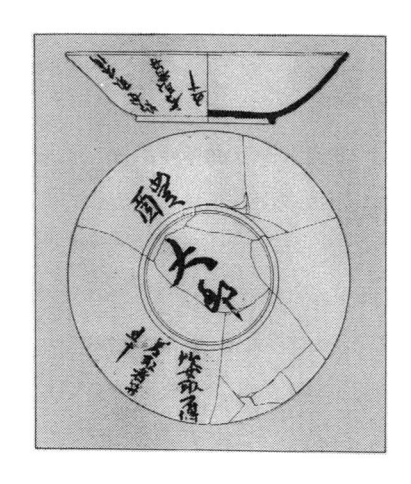

図1－6
俺さまの器に手を出すな
「醴太郎」「炊女取不得」「若取者答」「五十」
〔奈文研 1976〕

とになる。

　現在，沖縄を例外として日本では，自分専用の飯茶碗・箸，湯呑茶碗，あるいは汁椀を用いる家庭が多い。韓国においても，飯碗・汁椀・箸・匙は誰のものと決まっている。このように属人器をもつことは，中国にはなく，その食文化の影響が強い沖縄にもない。属人器の存在が日本・朝鮮半島におけるほどいちじるしいところは，世界的にも他にないらしい。葬式の出棺に際して，故人の飯茶碗を戸口でわる風習も西日本と韓国にのみ見る風習である。西日本では，嫁入りの日，娘が生家を出る時に今まで使っていた飯茶碗を割る風習もあった。

　このように属人器が日本社会に定着したのは，おそらく江戸時代の銘々膳の普及と，明治以来の銘々膳からちゃぶ台（お膳）への変化とかかわるのだろう。しかし，室町時代ないし安土桃山時代の木椀にも属人器があったとみられる。そして，思想の上では，上記の奈良時代にまでさかのぼることになる〔佐原 1983〕。

(5)　**箸の始まり**

　奈良正倉院の宝物には，銀の箸があり，また，鉄や銀の棒を二つに折り曲げた，ピンセットや毛抜きに似た形の鉗（挟子）がある。かつては，箸の普及に先だってこのピンセット状の食具を広く用いた，という考えもあった。しかし，弥生・古墳・飛鳥時代の遺跡にその実例なく，奈良時代の遺跡からも2例が知られるのみである。

　これに対して，2本の棒から成る箸は，奈良平城宮から数多く出土しており，役人たちが宮内の食事で箸を用いたことは確実である〔佐原 1991Ｃ〕。

　面白いのは，平城京，すなわち，奈良のまちの遺跡からは，箸があまりみつかっていない事実である。そして，平城京に続く長岡京（784～794年）の遺跡からは，大量の箸がみつかっている。この事実から，平城宮に務める役人たちは，勤め先では箸を用い，我が家では手食を楽しんでいたこと，長岡京の時期には，家庭においても箸の使用が普及していたことが分かる。なお，平城宮の箸は，本と末で太さが変わらないのに対して，長岡京の箸は，本が太く末が細

い。このようにして，日本の食と切り離せない箸の普及の経過は，いま，おおよそを知ることができるようになった。ただし，宮廷や貴族社会では，銀などの箸を飛鳥時代から用いた可能性もあり，また，奈良時代に鉗を使うこともあったのだろう。

また，正倉院には，朝鮮半島ふうの銀の匙も残っており，奈良時代の宮廷や貴族社会では，箸と並んで匙を食具としていたことも知られている。しかし日本では，匙は普及せず，中国・朝鮮半島とは違い，もっぱら箸のみを食具とする習慣が成立することになった。

(6) トイレで使うへら

箸が棒であるのに対して，幅せまい平らな板（長さ20cm）を食事の結末として，トイレで用いた事実をここでとりあげておきたい〔佐原 1991E〕。福岡市内の旧平和台球場付近は，7世紀以来，国立の迎賓館にあたる筑紫館(ちくしのむろすみ)があり，唐や新羅の国使などが宿泊したし，遣唐使や新羅に向かう使節もここに滞在した。10世紀には唐や宋の承認たちの宿泊施設となり，名も鴻臚館(こうろかん)とあらたまった。この鴻臚館の遺跡で岩盤を貫いて4mの深さの長方形の穴がみつかり，「真黒な土」の中に，トイレの後始末用のへら（梼木(ちゅうき)，あるいは，くそべら）が多量に残っていた。不消化で腹のなかを通り抜けたウリの種子，家蠅の蛹(さなぎ)もともにみつかった。また，真黒な土からは，トイレに特有なステロールの存在が確かめられた。

哺乳動物の腹の中で，腸内細菌がステロールの一部を壊して糞便に特有なコプロスタノールをつくる。そして，コプロスタノールと，分解されずに残ったステロールとの比率は，男女で異なり，動物の種によっても異なっている。鴻臚館のトイレ（8世紀半ば）の「真黒な土」は，その割合から男女の糞便であることが判明しているのである。

大昔のトイレから，後始末のへらやウリの種子，家蠅のみいだされたものとしては，岩手県平泉町の柳之御所・伽羅御所など藤原4代の住まいのあと（12世紀），秋田県大館市の矢立廃寺（12世紀）の実例があり，これから全国各地で知られるようになるだろう。

へらの使用は，40年前まで残っていた地方もあり，へらを水平に，面を垂直にして手前から入れ，板の角にあたる部分を使って横方向に動かして使ったことが知られている。ほんの数世代前までは，この方法がごく普通の始末法であったのである。

3. 日本の食の特色

(1) 肉食民族対米食民族

奈良・平安時代を経て，鎌倉・室町・安土桃山・江戸時代と続き，明治時代をむかえる。16世紀，初めてヨーロッパ文化と接触した日本は，牛乳や油をあらためて知る。テンプラの起源もそれ以来のことである。しかし，本格的に欧米文明と接したのは，江戸時代末から明治にかけてである。明治天皇が肉食され，仏教の規制による肉食厳禁から解放され，人びとは，肉を食べ，そして牛乳を飲むようになった。

ひるがえって，奈良時代の肉食を考えると，仏教の規制があったとはいえ，肉食はひきつづき人びとのあいだで行われてきていた。中世における肉食の実際は，文献的にも，広島県草戸千軒遺跡などの考古史料からも知ることができる〔松井 1991〕。

しかし，重要な点は，本土，すなわち，九州・四国・本州においては，肉食は決して頻繁には行われなかった，ということである。その結果，現在，本土人のあいだでは，かなり肉食を愛好するようになったものの，中年を過ぎると，肉や油っこいものを避けて淡白な食物を好むように嗜好が変わる人が多くを占めているのである。

これは，朝鮮半島・中国・西アジア・欧米の多くの人びとが，高齢になっても，肉食愛好が決しておとろえない事実といちじるしい対照をなしている。いま，食べられる境遇にさえいれば，毎日でも肉が食べたいし，食べられる，という人びとを肉食民族とよぶことにすれば，朝鮮半島・中国・西アジア・欧米の多くの人びとがそれに属している。

これに対して，本土人の多くは，食べられる境遇にさえいれば，毎日でも米

がたべたいし食べられる，という意味での米食民族である。

　大正・明治・江戸とさかのぼって全国各地の食糧を調べ，日本人ははたして米を主食としてきたか，と疑った人もいる〔瀬川 1968〕し，日本人は，米食民族であるよりも，むしろ「米食悲願の民族」であった，と言った人もいる〔渡部 1974〕。

　また，日本文化を稲作文化ととらえる考えの偏りを指摘して畑作の重要性を強調する考えも強い。しかし100年前の岐阜県北部の食に関する精度の高い記録，『斐太後風土記』(1873年)を資料とすると，本州の中でも条件の悪いこの山国でさえ，米は主食の50％を占めており，現代の東南アジアの米食民族の資料と比較しても劣らない。1人1日当たりのエネルギー摂取量は，1人約1850 kcal で，1975年の日本人の2188kcal に劣るとはいえ，結構良好である。日本本土の人びとは，米食民族の資格をそなえている〔石毛 1968〕。

　西洋の肉食が日本の魚食に対応するのではなく米食に対応することについては，鯖田豊之の説明〔鯖田 1966〕に明快である。1871（明治4年）年，岩倉具視の使節団に加わった久米邦武は，「西洋ハ肉食ノ俗ニテ，獣肉ハ日本ノ稲米ニ比ス」と正しく指摘している〔久米 1871〕。しかし，なぜ，そうなったのか。それを考えておきたい。

　それは，西アジアで約1万年前にムギ栽培が始まったのにあい前後して，ヒツジ・ヤギ・ウシ・ブタなど食用家畜の飼育も始まり，その両者を並び行う畜産農業が，ヨーロッパにもアフリカにも伝わったことと無縁ではない。東アジアにおいても，中国では，7000～6000年前（炭素14年代）に，北ではアワ・キビを南ではイネを栽培し始めた時，南北ともに，ブタと食用イヌを飼い始めている。このように，農耕とともに食用家畜の飼育を始めた人びとの子孫たちが肉食民族となったのである。

　朝鮮半島の実情は，よく分かってはいない。しかしその南部においては，稲作を開始したとき，食用家畜の存在は顕著でなかったことは確からしい。その朝鮮半島南部から稲作文化を受け入れた日本では，ブタ・ニワトリは来たものの，食用家畜としてあまりふるわないままとなり，縄紋時代以来の植物型の食

体系が主流をなして現代にいたることになったのである。

(2) 西洋料理対日本料理

　ヨーロッパでは，秋の終わり，牧草がなくなる頃，冬の飼料としてすでに確保した乾草で何頭のウシやヒツジ・ヤギが冬を越せるか，を積算した上で，冬を越せない分の家畜を数多く屠殺した。この秋の屠殺が石器時代以来行われてきたことは，遺跡出土の家畜の歯からの推定年齢・月齢推定の結果からも説かれている。ヨーロッパでは，去勢によって多数の家畜を維持管理することが石器時代以来であることも，骨学的に証明されている。

　さて，秋の終わりは，保存食をつくるにも絶好の季節である。しかし，その保存用の肉も初春を過ぎると鮮度が落ちる。鮮度の落ちた肉をいかにごまかして食べるか，が問題である。

　胡椒を代表とする香辛料は，まさにそのために重要な役割を果たした。胡椒を求めて大航海時代が始まった，といわれるのも当然なのである。煮込み料理もまた鮮度の落ちた肉をごまかして食べる方法のひとつだったかもしれない。ツルゲーネフの小説『狩人日記』の中でフランス料理の名コックは，そのこつを材料の味をいかに変えるかにある，とのべている。

　いうまでもなく，日本料理の真髄は，材料の味をいかに生かすか，にある。そのためには，生まの材料をそのまま使うか，さっとゆでて，あっさりと味つけするのが最もよい。本土では，食料の中で最も重要だったのは，，植物質の食料であった。そして，大昔から動物の肉はめったに食べず，あっさりとした野鳥の肉を好み，そして魚や貝を食べた。なだいなだ曰く，フランスでは，魚を肉として，日本では肉を魚として調理している，と。確かに，馬肉の刺身（馬刺），鶏肉の刺身，牛肉(ビーフ)の叩き等々はおなじみである。加えて日本には，卵の刺身ともいうべき，生卵を食べる習慣が江戸時代以来できている。

　なお，肉食民族は，肉だけを愛好するのではない。脳も内臓も舌も尾も目も体中をすべて食べ，そして血も勿論食べる。世界の人びとの中で内臓をあまり口にしない本土人はむしろ珍しい存在であり，血を口にしないのもユダヤ教徒とともに本土人はむしろ例外的である。中国の食品成分表には，ウシ・ブタの

血の成分も明記してあるし，血のソーセージは，日本以外の外国でごく一般である。このような食習慣の違いも，農耕の開始とともに食用家畜を飼っていたかどうか，が分かれ目になったのであろう。

(3) 日本のなかの肉食愛好

日本の中にあって沖縄の人びととアイヌの人びとは，肉食愛好の傾向が強い。沖縄の人びとの多くは，中年を過ぎても淡白な食を好むように変わることはない。それは，おそらく10世紀かに農耕が始まったのとあい前後して中国からブタが入り，農家ごとにブタを飼い始めたことに根ざすのだろう。明治初め，沖縄では，貧しい農家といえどもブタを1匹飼い，正月用に備えていた。幕末の奄美では，沖縄からの人がブタの去勢を行っていた事実がある。中国から沖縄にブタが到来した時，伝わったのだろう。総じて沖縄の食文化は，中国から影響を受けており，本土の食文化と異なる点がある。焼き魚を食べる習慣が久しくなかったこと，したがって，台所道具として焼き魚用の網をもたなかったこと，そして，各自の箸・茶碗などの属人器をもたなかったこと，すべて中国の食習慣と結びついている。

一方，北海道の近世アイヌの人びとは，食料採集を基本とする生活を送った。彼らが食用植物を重要視していたことも確かである。しかし，彼らは，エゾシカなどの狩りとアザラシ・トドなどの海獣狩り，そしてサケなどの魚に大きく依存していたので，本土人よりは肉食愛好の度合いが強かった。

さて，九州・四国・本州にあっても，マタギとよばれた人びとを含む山の民は，本土人の中にあって例外的な食習慣をもった。獲物の血を口にし，内臓を食べ，内臓占いをやったり，獲物の首を神に捧げたりしてきた。

日本の食を考える時，これら少数派の食も忘れてはなるまい。

(4) 米と日本人

稲作文化すなわち日本文化，日本民族すなわち稲作民族という，米一辺倒のかつてのとらえ方に対して，最近では，民族学・民俗学・日本史のそれぞれから批判がおこっている。イモや雑穀（アワ・ヒエ・キビ）を始めとする畑作物も重視すべきだ，という指摘である。日本の本土文化を評価するにあたって

は，稲作文化のみでなくイモや雑穀農耕文化も重視すべきであろう。

ところで，日本人は，いま米をあまり食べなくなった，そして内外の政治・経済のおもむくところ，減反政策がすすみ，米の市場自由化が目前にせまろうとしている。日本人が稲作そのものをすて去ることになりかねない，という不安がよぎる。

日本人の勤勉さなどの性質・思考・心・行動は，1日も無駄にせずに働く農民の生活の中で生まれたものだろう。良い悪いはともかくとして，日本の風土，日本人を特色づけてきた稲作と米。それをこれからどうするのか。それを決めるのはけっして，政治・経済的視点のみであってはならない。稲作と米の歴史と文化を，国民のひとりひとりが今学ぶべき時である〔佐原 1990Ｃ〕。

(5) 将来の日本食

現在，日本人の米を食べる量は次第に少なくなってきている。世界各地の料理がつぎつぎに導入されて，料理店で食べることができるだけでなく，家庭にも紹介されるようになってきている。

かつて，離乳食は，重湯（おもゆ）からお粥（かゆ），白味の魚のすり潰（つぶ）しからオカカ（鰹節）へであったし，乳の出ない母親は，甘酒を，鯉濃（こいこく）（コイの味噌汁）を飲んだ。しかし，いま，離乳食は，乳製品やレバーペーストなど欧米ふうに変わってきた。ハンバーグステーキやフライドチキンが幼児からも愛好されている。

しかし，何千年前以来，世代から世代へと受けつがれた食習慣は，そう短期間で根底からくつがえされそうには思えない。基本的には材料の味を生かしたあっさりした味の料理を普段は食べ，時折，外来のこってりした料理を食べるという型が，なおしばらくは続くのではあるまいか。これが過去を追究することを専門とする考古学研究者が見通す近未来の日本の食である。

注
注１）　植物が光合成するとき，天然の炭素が組織中に固定されていく化学的回路の種類によって，C_3植物，C_4植物，ＣＡＭ植物が区別されている。
注２）　前田和美氏（高知大学）の研究成果による。

文献目録（著者五十音順，刊行順）

　赤沢威・南川雅男　1989　「炭素・窒素同位体による古代食生活の復元」『新しい研究法は考古学になにをもたらしたか』　クバプロ，pp.132〜143。
　石毛直道　1986Ａ　「日本の食の原型」『豊饒の大地』　日本古代史5，集英社。
　——　1986Ｂ　「米食民族比較からみた日本人の食料資源の計量的研究」『生活学の方法』　ドメス出版，pp.10〜26。
　京都大学　1930　『京都帝国大学文学部陳列館考古図録』　図版第23。
　久米邦武　1871　『特命全権大使米欧回覧実記』　3，岩波文庫，p.263。
　小池裕子　1973　「貝類の研究法」『考古学ジャーナル』80号，pp.14〜19。
　小林達雄・小川忠博　1989　『縄文土器大観』第1巻—草創期・早期・前期，講談社，原色図版1。
　小林行雄　1951　『日本考古学概説』　奈京創元社，p.212。
　近藤義郎・佐原眞編訳　1983　『大森貝塚』　岩波文庫。
　阪本寧男　1988　『雑穀のきた道—ユーラシア民族植物誌から—』　ＮＨＫブックス，546。
　佐々木高明　1992　『日本史誕生』　日本の歴史第1巻，集英社，pp.229〜231。
　鯖田豊之　1966　『肉食の思想』　中公新書92。
　佐原眞　1975　「海の幸と山の幸」『日本的生活の母胎』　日本生活文化史　第1巻，河出書房新社。
　——　1983　「食器における共用器・銘々器・属人器」『文化財論叢』　同朋社，pp.1143〜1162。
　——　1987Ａ　「日本人の誕生」　大系日本の歴史，小学館，pp.247〜249，pp.328〜330。
　——　1987Ｂ　「煮るか蒸すか」『飲食史林』第7号
　——　1988　『図説検証　原像日本』第5巻，遺跡に浮かぶ古代風景，旺文社，口絵第7頁。
　——　1989　「古代の食三項」『ＶＥＳＴＡ』創刊号，味の素食の文化センター，pp.18〜20。
　——　1990Ａ　「古代の食」5　『ＶＥＳＴＡ』第5号，pp.19〜22。
　——　1990Ｂ　「古代の食」3・4　『ＶＥＳＴＡ』第3号，pp.37〜39，第4号，pp.28〜30。
　——　1990Ｃ　「米つくりと日本人』日本のあけぼの，第4巻，毎日新聞社，pp.60〜61。
　——　1991Ａ　「歴史を学ぶ」『歴史でみる日本』ＮＨＫ高校講座テキスト，pp.8〜11。

―――― 1991B 「古代の食」6『VESTA』第6号, pp.34〜38。
―――― 1991C 「古代の食」7『VESTA』第7号, pp.25〜31。
―――― 1991D 「古代の食」8『VESTA』第8号, pp.38〜45。
―――― 1991E 「古代の食」9『VESTA』第9号, pp.11〜20。
瀬川清子 1968 『食生活の歴史』講談社名著シリーズ, p.16。
千葉徳爾・加藤晋平・佐原眞 1976 「日本の狩猟民の生態をさぐる」『歴史公論』第11巻第5号
陳舜臣 1986 『中国の歴史』第4巻―隨唐の興亡・宋とその周辺, pp.519〜520。
寺沢薫 1986 「稲作技術と弥生の農業」『縄文・弥生の生活』日本の古代第4巻, 中央公論社, pp.291〜350。
中野益男 1989 「残留脂肪酸による古代復元」『新しい研究法は考古学になにをもたらしたか』クバプロ
奈良国立文化財研究所 1976 『平城京発掘調査報告』Ⅶ, 図版第61。
埴原和郎 1982 「人類学からみた縄文人の食生活」『季刊考古学』第1号, p.64。
松井章 1991 「土に埋もれた日本の食犬文化」『Anima』第221号, pp.54〜56。
松山利夫 1982 『木の実』ものと人間の文化史47, 法政大学出版局, p.64。
山下秀樹 1983 「先土器時代の集落遺跡―静岡県豊田町広野北遺跡―」『季刊考古学』第4号, 口絵第1頁。
渡部忠世 1970 「タイにおける"モチ稲栽培圏"の成立」『季刊人類学』第1巻第2号, pp.31〜54。
―――― 1974 「シンポジウム原始・古代の農耕をめぐって」『古代学研究』第74号, p.21。
―――― 1985 「アジアの古代稲作と日本」『登呂遺跡と弥生文化』小学館, pp.108〜109。
渡辺誠 1987 「日韓におけるドングリ食と縄文土器の起源」『名古屋大学文学部研究論集』XCVIII, 史学 33, pp.97〜111。

第2章 食文化と食生活

はじめに

　世界各地の食事は，それぞれの土地で入手可能な食品をその土地に住む人びとのもつ独自の料理体系に従ってつくり出されたものである。材料を入手するには，採集，狩猟，農耕，漁労，家畜飼養などの方法がある。原始的な手段として，採集，狩猟，漁労があり，これらはいずれも，自然環境に依存の度合いが大きい。農耕，家畜飼養が行われるようになると，人びとは一定の土地に定着して住むようになり，自然環境を変えたり制御したり，また機械を導入するなどして生活を向上させていった。人間の住まい方が原始型の移動の生活からそれぞれの土地で定住生活を営むことが可能になるとともに，各地域にさまざまな生活文化が生まれた。

　石毛直道は，『食文化入門』のなかで，食文化と食事文化の考え方を示している（図2－1）。すなわち，人類は，狩猟・採集，牧畜，農耕，漁労などの

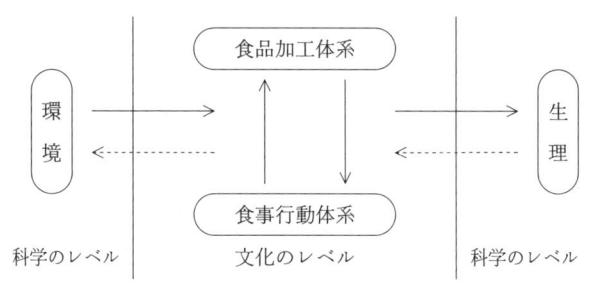

　　　　　　　　　　　　食品加工体系
環境　←→　　　　↑↓　　　　←→　生理
　　　　　　　　　食事行動体系
科学のレベル　　　文化のレベル　　　科学のレベル

→ は進行手順を　←-- はフィードバックを示す

図2－1　食べることの手順
（石毛直道・鄭大聲編：『食文化入門』p.17，講談社，1995）

手段で環境に働きかけて食料資源を獲得する。こうして得た食べ物の原料を食べやすく変化させる行為が食品加工体系であり，できあがった食べ物の食べ方を規定するのが食事行動体系である。食物を口にしてからあとは生理の問題となる。動物の営みでは環境と生理が直結している。文化をもった動物である人間の食の特徴は，環境と生理の間に食品加工体系と食事行動体系が介入していることである。文化のレベルに位置する食品加工体系と食事行動体系は，常に相互作用をもちながら機能する。この両者を統合したものが食事文化である。本章では，食事文化のこの二つの側面について考えていきたい。

1. 食事文化の類型

1. 世界主食文化の類型

世界各地の農耕民の主要作物の分布を示したものが図2−2である。トウモロコシ，ジャガイモ，サツマイモなどの新大陸原産の作物が全世界に影響を及ぼす以前の15世紀頃の分布図で，農耕の営まれていた地域と乳を利用していた地域が重ねて示されている。

農耕地帯は，① 麦食地帯（各種の麦類を常食），② 雑穀地帯（種々の雑穀を常食），③ 米食地帯（米を常食），④ 根栽地帯（イモ類を常食）に分類され，これらを4大主食文化圏としている。

農作物はいろいろな形に加工，保存，調理され，食物の形になって食べられる。4大主食地図に基づいて主作物の食べ方を地域別にまとめたものが表2−1である。コナガユは粉にしたものを湯で練ったもの，ツブガユは日本の米のメシのようなもの，アラビキガユはコナガユとツブガユの中間で，粗びきあるいは挽き割りにした穀物に水を加えて煮たもので，オートミールなどをいう。

これらは，いずれも農耕によって得られるものであるが，農耕と同時に，狩猟，漁労や家畜飼育がどのように組み合わされているかによって，食事形態や

1. 食事文化の類型　45

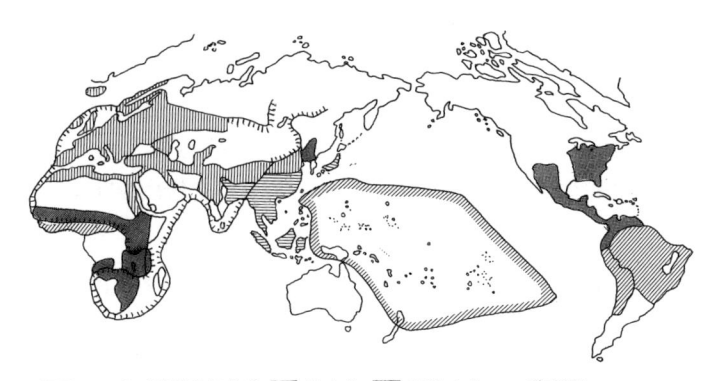

|||||| 麦文化　■ 雑穀文化　≡ 米文化　▨ 根栽文化　||||| 乳利用

図2-2　世界の主食文化の4大類型と乳利用（15世紀頃）
（石毛直道編：『世界の食事文化』ドメス出版, 1973）

表2-1　主作物の食べ方

類型	主作物	食べ方	地域
米	米	ツブガユ，メシ	インド南部，東南アジア，日本　中国南部，朝鮮半島南部
麦	小麦	パン，ナン，チャパティ，マントウ　ウドン等	地中海周囲，ヨーロッパ　トルコ，イラク，イラン　インド西部，中国北部
	ライ麦,オート麦　大麦	パン　アラビキガユ	ヨーロッパ北東部
雑穀	トウモロコシ　ミレット	トルティーヤ，アラビキガユ　ダンゴ，コナガユ	アメリカ大陸　アフリカ大陸
根栽	ヤムイモ　ジャガイモ　キャッサバ　ナツメヤシ　サゴヤシ　パンノキ	石焼き	アフリカ大陸　アンデス　アマゾン流域　サハラ，アラビア半島　オセアニア　〃

2. 世界の食用乳用家畜の分布

　家畜の飼養を行い食料の多くを家畜から得ている牧畜民や，一部では農耕を営みながら牧畜に依存して生活している人びとも多い。牧畜は，ウマ，ウシ，ヒツジなど草食性家畜を群として管理し，家畜からの生産物に依存する生活で，ブタ，ニワトリ，カモなどの飼養は，牧畜とはいわない。ヨーロッパ，インドのように農耕と牧畜を両立させている地域もあるが，世界各地に広がる乾燥地帯は牧畜の中心地となって今日に及んでいる。図2－3は新大陸発見以前，15世紀をおおよその目安として家畜の分布を示したものである。家畜の種類としては，有蹄獣のウシ，ウマ，ラクダ，ヒツジ，ヤギ，ヤク，トナカイなどである。牧畜民は食料の種類が少なく，家畜の乳の占める割合が非常に高くなっている。とくにユーラシア地帯では，乳は飲用のみでなく，チーズ，サワーミルク，ヨーグルト，ウルム，クリーム，バターなど乳製品に加工される。

　図2－2，3にみられるように，ユーラシア大陸では主食について15世紀の

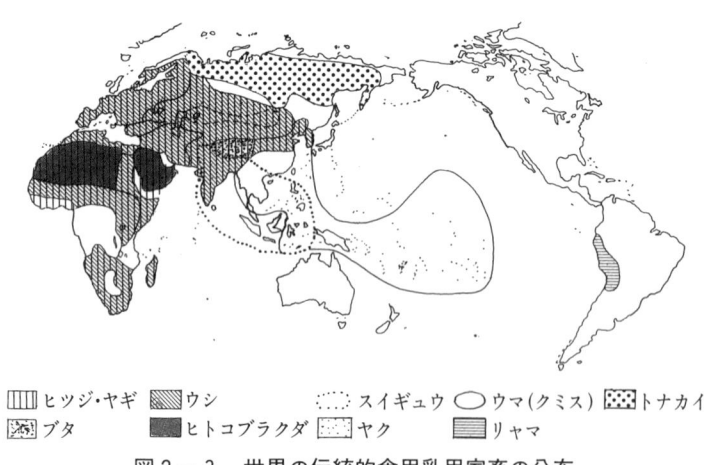

図2－3　世界の伝統的食用乳用家畜の分布
（石毛直道他：『Energy』31号，1972）

1. 食事文化の類型　47

図2-4　現代の世界の主食類型
（石毛直道編：『地球時代の食の文化』p.294, 平凡社, 1982）

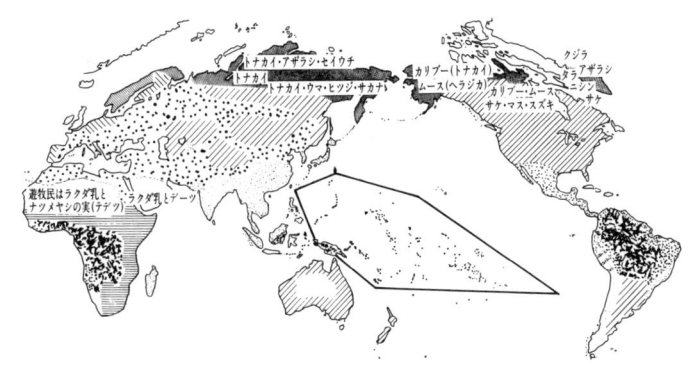

凡例：
- コメ
- コムギ
- オオムギ
- 雑穀（モロコシ・キビなど）
- トウモロコシ
- イモ類（ジャガイモ・マニオク・タロイモ・料理用バナナなど）
- 肉食（豚・牛・羊・鳥・魚など）
- 麦類＋いも類
- 肉＋乳
- コムギ＋肉
- コムギ＋乳
- コムギ＋肉＋乳

時点で東の米と西の麦がはっきり区分されている。西の麦を主食とする食事文化圏の最も大きな特色は，ヤギ，ヒツジ，ウシが飼養され，伝統的に乳と肉の加工・利用が盛んに行われており，各種の乳製品の土着の製法，肉料理が特徴となっている。一方インド東部以東，ユーラシアの東の地域を代表する主食は米で，麦の粉食と異なり，粒のまま煮てツブガユ（米飯）に調理されている。米の主食としての比重はきわめて高くなっている。乳の加工・利用とウシ，ヒツジ，ヤギなどの食肉は定着しなかった。家畜はブタ，ニワトリであり，ウシの飼育は役畜用にとどまっていた。

　例外は東部インドで，米を主食としながらウシ，水牛の乳の加工・利用が盛んに行われている。東部インドが西の麦すなわち乳利用圏との接触地域にあり，歴史的にも西の文化の影響を強く受けたためと思われる。東西両食事文化の漸移地帯としての特色をよく示している。

3. 現代の世界の主食類型

　各地域固有の作物や家畜のうちで有用なものは地域間の交流が始まるにつれて他地域に伝播したが，新大陸が発見された15世紀以後にとくに著しかった。地域の伝統や宗教等の要因もあり食生活は早急には変わらないが，長い年月の

間に，人間の美味追求の本性とあいまって食物の素材は変化，多様化してきており，現在では主食の概念を規定するのが難しくなっている。図2－4は，「主食」を「常食」のベースとしてとらえ，人間の年間必要総エネルギーの約1/3以上を1～数種の組み合わせで摂取している場合を主食と仮定し，分類されたものである。

15世紀以前（図2－2，3）の様相よりかなり複雑化して，「主食」の概念では規定しがたい地域もみられる。しかし，15世紀の食文化類型と現代との間には，約500年の隔たりがあるにもかかわらず，両者間に基本的には大きな変動はみられない。これは食料資源の生産が気候風土に密着したものであり，地域性の強いことを示している。

4. 調味・香辛料による類型化

料理の主材料ではないが，わずかな量で主材料に味や香り，風味をそえ料理を特徴づけているものが調味・香辛料である。

東アジアには，みそ，しょうゆ，発酵性調味料などの万能調味料がある。乳の発酵利用が盛んな欧米にはこのような便利な調味料がない。ベトナムのニョクマム，タイのナンプラ，ビルマのガンピャエ，フィリピンのパティスなどは，魚醬として知られている。このように，東南アジア，東アジアには，穀物，魚介の発酵を利用した多種多様な調味料があり，これらが民族ごとに独特の食事文化を形成している。日本の食事文化は，米と魚を中心とした，醬油，みそを調味料とする体系で構成されていることがわかる。

15世紀頃の状態を伝統的パターンとして，調味・香辛料の類型を図2－5に示す。

現在では，アメリカ，太平洋地域，アフリカなどで土着の料理とヨーロッパの料理が混合したクレオール料理が発生し，調味・香辛料も変化してきた。また新大陸産のトウガラシとトマトは大きな影響を与えている。これらは，アフリカ，アラブ，インド，東南アジアの広い地域で用いられるようになるが，ヨーロッパでは西欧のほとんどの国と，東アジアでは日本が受け入れなかっ

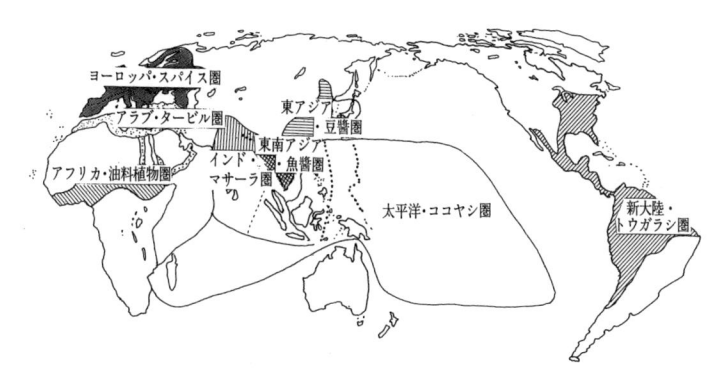

図2-5　世界の主な調味・香辛料の分布
(石毛直道他：『Energy』31号，1972)

た。近代工業の成立以後，植物油が安価に入手できるようになると世界的な普及をみるが，トマトケチャップ，タバスコなどのびん詰め調味料やうま味調味料は一般化を一層促すことになった。しかし，西欧，アラブ，インド，東アジアなどでは，基本的には変化がみられず，伝統的なパターンが保たれているのである。

5．世界の主要料理圏の類型

世界各地域にさまざまな食べ方が発達し，独特の料理が生まれ，次第に体系

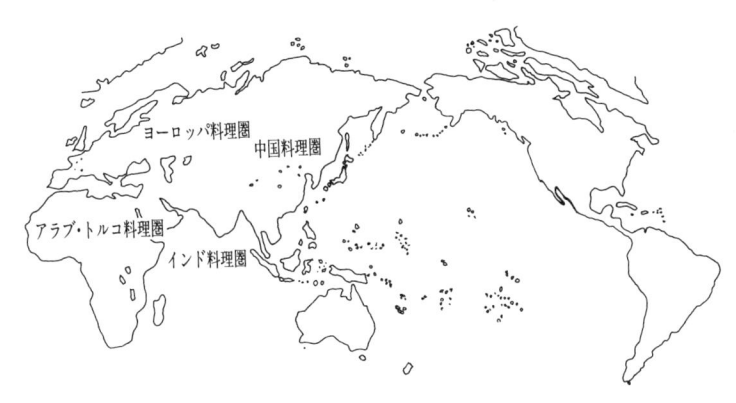

図2-6　世界の主要料理圏（15世紀頃）
(石毛直道他：『Energy』31号，1972)

化された。15世紀頃の主要料理圏を図2－6に示す。これらの4つの料理圏は，いずれも，巨大文明とその伝播に関係をもつものである。料理は食品加工技術の体系にしろ，文明と密接なかかわりをもつことが明らかである。それぞれ次のような特徴がみられる。

(1) 中国料理圏

豚肉が多く利用され，調味料として醬や油脂の使用が多く，加熱調理が主となっている。薬味や香辛料が食品として取り扱われるだけでなく，不老長寿の薬として調理に組み合わせて使われている。

(2) インド料理圏

カレーの使用，ギーが主要な油脂として使用されている。宗教上の理由からウシやブタを食べず，ヒツジやニワトリが主な食用となっている。米のツブガユ，小麦・雑穀を餅状に焼いて主食とする。

(3) ヨーロッパ料理圏

ハムやソーセージなど肉を加工することが発達した。香辛料が多く使われている。

(4) アラブ・トルコ料理圏

ヒツジの肉がよく使われ，油脂としてはオリーブ油・羊脂が用いられる。米を好み，強烈な香辛料を大量に使った料理を好む。

食事文化の類型をみると，15世紀頃の伝統的食事パターンが残っているとともに，ヨーロッパの人びとがその食事パターンを共通にして世界中に広がりつつあることが見受けられる。今後国際間の交流がますます拡大するにつれて，世界の食事は多様に変化することになり，新たな食生活パターンが形成されることにもなろう。

2. 食物選択に影響を及ぼす要因

　食物選択の過程で影響を及ぼす要因は，食物の利用可能性とその受容性に分けられる。これらの要因の構成因子をあげると表2－2のようになる。

　人が周囲の自然環境からなにをとってこれるか，どんな食物が利用できるかは，地理的，気候的な要因に加えて食物の輸送，流通能力，政策など種々の要因に影響される。消費に見合って利用可能な，あるいは潜在的に利用可能な食物が豊富にあるならば，食物は，経済的，文化的，社会・心理学的，宗教的と

表2－2　食物選択の因子

利用可能性

物理的	政治的	経済的
・土地の利用性	・農業政策	・価格
・水の利用性	・経営管理	・農場・市場コスト
・気候	・法律	・包装
・土壌のタイプ	・流通	・加工
・輸送	・福祉計画	・輸送
・貯蔵設備	・栄養政策とガイドライン	・貯蔵
	・通商，対外援助政策と関税，割当制度	・消費者需要
		・収入
		・支出パターン

受　容　性

宗教的	個人的選択	社会・心理学的
・思想	・嗜好	・名声
・神話	・味	・地位
・迷信	・個性	・親睦
・タブー	・個人の価値観	・意思伝達
・儀式		・感動
・モラル		
・禁制		

（ポール・フィールドハウス（和仁皓明訳）：『食と栄養の文化人類学』p.71，中央法規，1991より作成）

いうような理由で選択され，これらのいっさいの諸条件が整ってから個人の自由な選択が行われるのである。

1. 食と宗教

　食事と宗教との関係は深く，毎日の生活のなかでごく日常的にみられる。たとえば，不在の家族の食事を用意し陰膳(かげぜん)として供える，神棚や仏壇に食物をささげ，死んだ祖先たちや神と食事を共にする，祭りで神と飲食し（直会(なおらい)），神と人間との連帯の強化をはかるなどが行われてきた。この場合，神は共食の成員の一人として参加してきたことを意味している。また食事に際しての祈りは，食物を与えてくれた神への感謝の念を示すが，同時に神によって見守られることで食事の場の秩序が保たれていたのである。食事は日常生活における小さな宗教儀礼としての性格をもっていたと考えられる。

　ヒンズー教，道教，神道では，食物を供物として神に捧げる。一般に世界の土着の宗教は神と人間の重要な交流の手段として食物を神に供えることを行っている。イスラム教，キリスト教は，食物を媒介として神と人間の交流をはかる手段はない。神と人間の交流は"もの"ではなく，祈り，すなわち"ことば"を通して行われている。しかし14世紀までは，神との交流には食物が媒介となっており，供物が行われていた。

2. 食とタブー

　食べ物のタブーは宗教に根ざしたものが多く，一般にはタブーの対象は動物性食品が多くなっている。その理由として，動物は人間に近い生物である，動物は家畜として飼養し，農耕や労役に使っていた，動物の肉は美味であるため禁欲の対象としたなどが考えられる。食肉禁忌の分布を表2－3に示す。

　1）**イスラム教のタブー**　　イスラム教は一神教で，神により統合された規律を守っている。1日に5回の礼拝があり，信者は神の前で共に祈る。豚肉はタブーで，コーランが定める厳しい戒律である。またイスラム教では，ラマダンという戒律があり，ラマダンの月には，夜明けから日没まで断食をし，水を

表2－3　食肉禁忌の分布

動物	否定的	肯定的	否定する理由
ブタ	イスラム社会	イスラム社会以外	宗教上の禁忌
ウシ	ヒンズー社会	ヒンズー社会以外	宗教上の禁忌
ウマ	ヨーロッパ全般，アメリカ	フランス，日本など	宗教が関連した食習慣上の忌避
ラクダ	イスラム社会以外	イスラム社会	宗教上の禁忌と習慣
イヌ	東・南アジア，オセアニア以外	東・南アジア，オセアニア，中央アフリカ	食習慣上の忌避
ニワトリ	インド亜大陸　中央・南アフリカ	その他の社会	隠喩（多産多淫）による忌避
動物全般	ジャイナ教徒　菜食主義者	その他の社会	宗教上の禁忌　生活信条による忌避
クジラ	日本以外	日本，北極先住民	食習慣による忌避

（石毛直道・鄭大聲編：『食文化入門』p.126，講談社）

飲むことも禁じられる。

2） **ヒンズー教のタブー**　インドの牛は，母性と豊穣を象徴する神聖な動物で崇拝の対象であり，牛肉は食べてはいけない。食べたときには，恐ろしい災いが起きると信じられている。

3） **ユダヤ教のタブー**　さまざまな食べ物のタブーがあり，旧約聖書の『レビ記11』に食べてもよいものと食べていけないものを規定している。聖書による食べ物は，神が許可し命令し統合するものであり，その掟に背くものは厳重な処罰を受ける。また聖書の掟による戒律や，両親の命日などに断食をする。

4） **キリスト教のタブー**　ユダヤ教のタブーは全く廃止されており，キリスト教のタブーは全くない。しかし近年になるまで，キリストの死を記念するために，金曜日を中心に肉食禁忌や断食が行われ，また復活祭前に，肉，魚の摂取を禁じる6週間の断食がある。これはイエスが荒野で40日間の断食と瞑想をしたことに起因する。一方断食の規定，意味について，2月から4月にかけてヨーロッパでは食料の端境期のため，絶対量の不足に対応して禁欲を要求した。また前年末から続く過剰栄養摂取にブレーキをかけ，体調の安全を目指したものともいわれている。

5) **仏教のタブー**　仏教には本来食べ物のタブーはない。生き物を殺したり，傷つけたりすることをおそれる。天武天皇が牛，馬，犬，猿，鶏の肉食を禁じる勅令を発布するが，その後度重なる殺生禁断，放生令が出されている。同じ仏教国の中国では，肉食禁止令はほとんど出されていない。しかし親の死に際して喪に服する期間は，肉，酒は慎む風習がある。朝鮮半島では，日本ほど殺生禁断令は浸透せず，肉食は仏教，儒教の盛衰と関連している。牛肉食は，元(げん)の頃から復活し李朝の頃に定着すると，日本と異なる肉食文化を形成する。仏教の世界の断食では，真言密教のように，ミイラになるまで断食をする，即身成仏(そくしんじょうぶつ)という苦しい修行がある。

6) **俗信のタブー**　民間で行われる宗教的な慣行，まじないを俗信という。① 食べ合わせは，古代中国の陰陽五行説からでたもので，陰と陽との組み合わせの相性によって決まる。＜うなぎと梅干し＞，＜たにしとそば＞，＜赤飯とふぐ＞，＜牛肉とほうれんそう＞，＜氷と天ぷら＞などである。江戸期まではかなり信じられていたが，ほとんど科学的根拠はない。② 温冷説はラテンアメリカに広がっており，すべての食べ物は体温を基準にして，温と冷に分けられていて，バランスよく摂取する必要があるとする。③ 出産前の女性の食事制限に，＜秋なすは嫁に食わすな＞，＜二股大根を食べると双子が生まれる＞，＜ウサギ肉を食べると，三つ口の子どもが産まれる＞などがあるが，全く根拠がない。④ 人の死を不浄と考える服忌には，＜食器の上で2人いっしょに同じ料理を挟むな＞（2人箸），＜飯に箸を1本立てるな＞（立て箸）などがある。故人を忍びながら死を恐れる気持ちが表れている。

7) **現代のタブー**　飢えを知らない豊かな社会において，経済的理由以外に人びとの食事に対する欲望を規制しているのは不健康に対する不安であり，これが人びとの食事に対する欲望の歯止めとなっている。

このように断食をさせたり，特定の食品を食用とすることを禁止するなど，宗教的なタブーがあることによって，食生活を野放しにせず，禁欲的な性格を付加しているものが多い。すなわち宗教は，社会的・経済的に解決することが

不可能な，物質的に不平等な社会において，欲望の水準を低くおさえ，精神の問題に昇華させることによって秩序を維持する役割を果たしてきた。しかし物質的な生活水準が満たされた時には，宗教は余り力をもてなくなっている。

3. 食と快楽

(1) 共　　食

　家族がそろって同じ食物を分かちあって食べるのが日常生活における普通の食事形態であることは，個々の文化の差を超えて人類に共通した現象である。すなわち食料の獲得と分配をめぐって家族が成立したのであり，人類の共食集団の基本的単位は家族であるといえる。動物においては共食をせずに個体単位に食事をとっているが，人間は，正常な食事は一人だけで食べるものでなく，家族や仲間達と食べる「共食」が普通の食事であり，ときとして祭りや儀礼の際の食事のように死者や神とも共食をする。

　共食の行動の背後には目に見えないコミュニケーションが秘められており，食事を通して，家族は，それぞれ自分が家族の一員であることを確かめ合っているのである。また言語によるコミュニケーションが成立している間柄でも，お互いの人間関係を強化するための手段として食事をともにすることが行われている。さらに食卓によるコミュニケーションを行うだけでなく，食物を共有する──食事をともにすること自体が親密さの度合いを高める無言のコミュニケーションの役割をも果たしている。すなわち食物がコミュニケーションの媒体としての機能をもっている。このような共食による食物の分配をめぐる秩序が食事作法の起源となった。共食の思想には，獲物の獲得→食の公平な分配→食事作法の発生→コミュニケーションの誕生→食事の価値を高めるふるまい→食文化の形成という，人間としての共同性を確認する意味が多分に込められている。

(2) ハレとケ

　日常的な普通の生活や状況をケ，改まった特別な状態，公的あるいはめでたい状況をさす言葉をハレという。自然信仰においては，供物としての食物は特

別の価値をもっており、これをハレの食事、人びとの日常の食事はケの食事として区別した。一般にハレの食事には日常の食事に供されていないような食品が選ばれ、料理の数も多い。本来ハレの日は個人的な事柄ではなく、社会の行事であって、神や祖先の霊と、また家庭を訪れる客や家族とが食事をともにするためのものであった。とくに飲酒は、人びとが集まって神と飲む、祭りで神とともにすることであり、宗教的な儀礼との結びつきが深いものであった。しかし経済的に余裕のある人が個人で飲む新しい風習が定着し、晩酌の習慣となり、飲食が楽しみとして社会的に認められるようになった。一方、信仰や儀礼と直接結びついていたハレの食事が儀礼とはかかわりないところで発展し、日本の料理文化の特徴をつくり出していくものとなったのである。

4. 年中行事と食物

1) **日本の年中行事と食べ物**　1年を通して決まった日に行われる民族的行事を年中行事という。日本では年中行事は平安時代に宮中で行われた儀式が始まりで、江戸時代には庶民の間にも広まり盛んになった。年中行事と飲食物とは深いかかわりをもっている。

行事食が供される行事として、① 1年のいくつかの折目にある節日に神へ供物を捧げる節供、② 稲作儀礼としての予祝と収穫感謝祭、③ 人の生涯にかかわる人生の通過儀礼、④ 地域ごとに産土神（うぶすな）の祭りなどがある。これらの日には、その行事にかかわる料理がつくられる。地域に根ざした独特のものが多い。日本人のハレの日の伝統的食べ物は米が基本であり、神酒を供え、酒をふるまい、米でつくったもち、だんご、赤飯、かゆなど、また魚介類、海藻をめでたいものとして用いた。

食物にかかわる年中行事としては表2－4にあげたようなものがある。

新しい年中行事として、クリスマス（ローストチキン、デコレーションケーキ）、聖バレンタインデー（チョコレート）等が加わったが、これらは企業やマスコミの商戦のなかで宣伝されたにすぎず、全体的にはごく一部の家庭に限られた行事といえる。

2. 食物選択に影響を及ぼす要因

表2-4 日本における食物にかかわる年中行事

月　日	行　事	かかわる食物	備　考
1月1日〜3日	正月	若水 鏡もち 屠蘇酒（とそ） 雑煮（ぞうに） おせち料理	井戸水から新年最初の水を 歯固めの故事から
1月7日	七草（ななくさ）	七草がゆ	七種の若菜の羹（あつもの）が室町時代からかゆに
1月11日	鏡開き	鏡もち入りアズキ汁粉	鏡もちをおろして手で掻き割るまたは木槌で叩き割って用いる
1月15日	小正月（こしょうがつ）	アズキがゆ 赤飯	本来は米，アズキ，アワ，キビ，ヒエ，ミノ，ゴマの七種を用いたかゆからアズキのみへ
2月2, 3日	節分	煎り豆または搗栗	
3月3日	雛まつり	白酒 草もち，菱もち	桃花酒が江戸時代から白酒へ
3月18日または9月20日ごろより1週間	彼岸（ひがん）	おはぎ，彼岸だんご，精進料理	
4月8日	潅仏会（かんぶつえ）	甘茶	
5月5日	端午の節句，現在は子どもの日	しょうぶ酒，ちまき，かしわもち	菖蒲の根を酒に入れる ちまきは平安時代より，かしわもちは後から
7月7日	七夕（たなばた）	そうめん	織女にちなんで
7月13日〜15日	盂蘭盆（うらぼん）	野菜・果物 精進料理	霊棚飾りにする
8月15日と9月13日	月見	クリ・イモ，きぬかつぎ，ブドウ，カキ，枝豆，月見だんご	茶道では月見の茶事を行う
9月9日	重陽の節句	菊酒，クリ飯	菊酒から茶の花を入れた酒へ，栗飯は江戸時代より
10月亥の日	玄緒（げんちょ）	亥の子もち	ダイズ，アズキ，大ササゲ，クリ，ゴマ，カキ，糖を用いた7色のもち
11月15日	七・五・三（3歳，5歳，7歳）	千歳あめ	長寿を願う
11月23日	新嘗祭（にいなめさい），現在は勤労感謝の日	新しい穀物で，もち，赤飯	
12月22日または23日	冬至（とうじ）	冬至がゆ 冬至カボチャ	
12月31日	大晦日（おおみそか）	年越そば	

（石川寛子編著：『食生活と文化』p.166，弘学出版に一部加筆）

2) **世界の祝祭と食べ物**　世界には祝祭（フェスティバル）があり，通常お祝いの一部として饗宴を含んでいる。祝祭は大きく4タイプに区分される（表2－5）。

① 天地の事象や季節的な行事を祝うもの（エコフェスト）……食物の供給を支配する役割の聖人信仰・土俗信仰と結びつけられている場合が多い。世界の多くの国で労働者の祭典として広く行われている5月1日のメーデーの起源は，春を呼び戻そうとする土俗信仰の行事であり，中世の頃には，パセリ入りパン，グリーンサラダ，緑色のリンゴ酒など，緑色をした食物が多くつくられた。すべて不毛の冬の次に到来した春の勝利を表すものであった。10月31日ハロウィンは古代ケルト人の暦では1年の終わり，すなわち夏の終わりと冬の始まりを区分する日で，教会祭の万聖節と万霊祭に先立って行われる。子どもたちは，魂のケーキ（すぐりの実，シナモン，ナツメグ入りビスケット）をもらい集めた。

② 宗教的行事を祝うもの（テオフェスト）……エコフェストの起源と結びついていることが多い。たとえば，クリスマスはキリストの誕生を祝うとともに冬至を祝う祭であったが，神事への関心が強まるにつれその季節性が失われていった。3月のイースターは宗教行事として広く行われている。伝統的にホットクロスパン（十文字のついたレーズンパン）が供される。十文字は四つの季節を表し，丸いパンは太陽を表している。12月13日の聖ルチアの日は，スウェーデンのクリスマスシーズンの始まりを告げる日になっている。来る年の収穫を祈って小鳥や動物に餌を与える。

③ 国家的行事，地域社会の行事，政治的な記念などを祝うもの……民族または国家的祝日は民衆の歴史や有名な人物の生涯の出来事にちなんで設定されている。1月25日はスコットランドの詩人，ロビー・バーンズの誕生日，スコットランド料理のハギス（胃袋に詰め物をして煮込んだもの）で祝宴を行う。

④ 個人の儀式，誕生日や記念日，結婚式や葬式などの通過儀礼……個人的祝日で，誕生日や結婚の祝宴でケーキ類が供される。またヨーロッパでは

2. 食物選択に影響を及ぼす要因　59

表2-5　世界の祝祭日

月　日	名　称	国	分　類
1月6日	カソリックの公現祭，神現祭	各国	T
25日	ロビー・バーンズの夕べ	スコットランド	N
2月14日	聖バレンタインデー	各国	T P
3月	イースター	各国	E T
19日	聖ジョセフの日	イタリア	T
21日	新年	イラン	E
4月1日	エイプリルフール	各国	T
5月1日	メーデー	各国	E T
5日	子どもの日	日本	P
14日	独立記念日	イスラエル	N
6月24日	夏至	各国	E
24日	聖ヨハンの日（サン・ファン）	ブラジル	E T
7月25日	聖ハメスの祭（サントハイミエ）	スペイン	N
8月15日	聖母被昇天祭	各国	T
9月29日	聖ミカエル祭	各国	T
10月	10月祭	ドイツ	N
14日	感謝祭	カナダ	E T
31日	ハロウィン	北米	E
11月1日	万聖節	各国	T
2日	万霊祭	各国	E T
5日	ガイフォークス記念日	英国	N
20日	革命記念日	メキシコ	N
12月5日	シンテルクラッス	オランダ	P
13日	聖ルチアの日	スウェーデン	T
25日	クリスマス	各国	E T
31日	大晦日	スコットランド	N

記号　E：エコフェスト　　T：テオフェスト　　P：個人的な行事
　　　ET：エコフェスト＋テオフェスト　　N：民族的行事
注意　この分類は厳密なものではなく，実際は複数の起源を有するものが多い。
（ポール・フィールドハウス（和仁皓明訳）：『食と栄養の文化人類学』p.153，中央法規出版，1991）

表2－6　東アジアにおける

	日　本		中国大陸		朝鮮半島
1月	1日	元旦／屠蘇酒を飲み、雑煮、おせち料理を食べる。	1日	元旦／湯年糕（雑煮）、年糕（餅）切糕、餃子（ぎょうざ）、饅頭、餛飩を食べる。米飯を食べると病気にかかるといい、正月五日間は炊事をしない。 参考：米飯は犯に通ずる 　　　栗、鯉は利に通じ、また離に通ずる 　　　魚、芋は富貴有余に通ずる	1日 歳首，慎日／茶礼（祖先をまつり，料理を供える），歳饌（正月料理），歳酒（正月酒）白餅を入れた餅汁を食べる
	7日	人日の節句，若菜節，七草，七日正月／七草粥を食べる。 参考：五節句（五節供）／人日（1月7日）上巳（3月3日）端午（5月5日）七夕（7月7日）重陽（9月9日）	7日	人日／七種菜羹を食べる。 参考：一日占鶏，二日占狗，三日占猪，四日占羊，五日占牛，六日占馬，七日占人，八日占穀，九日占果，十日占茶	5日 餅餅を食べ，一家の安泰をはかる
			15日	上元節，元宵節，元宵（団子）を食べる。 参考：上元／天官の生日（1月15日） 　　　中元／地官の生日（7月15日） 　　　下元／水官の生日（10月15日） 中国の三大応節食品／元宵，粽，月餅	15日 上元／耳明酒を飲み，五穀米（米，麦，大豆，小豆，粟でつくった飯），薬食などを食べる。嚼癤といい，早朝に腫果（栗，クルミ，ギンナン，松の実などをかじる）を行い，歯が丈夫なることを祈る。上元に麺を食べると長生きするという。
	11日	鏡開き／鏡餅を割り，雑煮，汁粉をつくって食べる。			
	15日	上元，小正月，望粥の節句／小豆粥（十五日粥）を食べる。	25日	塡倉，倉庫神の祭／穀物商の行事。御馳走を食べる。	
2月	3日頃	節分，追儺／豆まきをし，煎った大豆を食べる。	1日	中和節／太陽糕（小麦粉の団子）を食べる。	1日 中和節，風神祭，奴婢日，清掃日／午前中に掃除をすませ，年餅，よもぎ餅，松片餅などを食べる。
	4日頃	立春	3日	立春，咬春／春餅，生大根を食べる。	
3月	3日	上巳の節句，重三／白酒を飲み，草餅（よもぎ餅）を食べる。		竜抬頭／竜鱗餅，竜鬚麺を食べる。針仕事をしない。	3日 上巳，三辰日，重三／花菜を飲み，つつじ餅，花餅，花煎，花麺，水麺などを食べる。
	21日頃	春分			31日 餞春／餞春の宴をはる。
4月	8日	浴仏会，灌仏会／甘茶を飲む。	5日頃	清明節	6日頃　寒食／冬至から105日目，果物，酒，餅などを持って墓参をし，冷たい御飯を食べる。
			8日	仏浴会／玫瑰餅，藤蓮餅，阿弥飯などを食べる。	8日 浴仏日，仏誕日，初八日／ふつうの御馳走のほか，欅餅，蒸し鯛，鶏料理を食べる。
5月	5日	端午の節句，重五／菖蒲を飾り，粽，柏餅を食べる。	5日	端午節，天中節，端陽，蒲節，女児節，重五／菖蒲を飾り，粽を食べる。蒲酒，五毒酒を飲み，五毒餅，玫瑰餅を食べる。 参考：屈原の故事／五毒一蛇，ヒキガエル，ムカデ，サソリ，トカゲ	5日 重午節，天中節，端午／蓮餅，蒸片を食べる。

食物にかかわる年中行事

月	日	行事	日	行事	日	行事
6月	1日	賜氷節,氷の朔日,氷室の節句／歯固めと称し,アラレ,カキモチなどを食べる。	6日	麺を食べると良いことがある。	15日	流頭／流頭宴をひらき,流頭麺,水団,乾団,連餅などを食べる。この日に麺を食べると長生きするという。
	21日頃 夏至					
7月	7日	七夕の節句／七夕を飾り,ソウメンを食べる。土用丑／鰻を食べる	1日	開鬼門／五味碗（五味一魚,肉,鶏,鴨,菜）を門前に供える。	7日	七夕
	15日	中元,孟蘭盆会	7日	乞巧節,七夕節／瓜,果物,酒などを庭に飾り,天の川をみながら七夕粿を食べる。	15日	中元,百中節,百種日,亡魂日,孟蘭盆会／肉の入ったスープを飲み,夏まけを防ぐ。
			15日	中元節,鬼節,孟蘭盆会／墓参をし,饅頭,肉,魚の料理を食べる。		
			30日	閉鬼門,地蔵節		
9月	9日	重陽の節句,重九／菊花酒を飲み,菊飯を食べる。	9日	重陽節,登高節,重九／一家揃って山に登り,菊花酒を飲み,重陽糕,烤羊肉を食べる。	9日	重陽節,重九節／菊花酒を飲み,菊花煎（菊花の餅）,曽餅を食べる。
	15日	中秋の名月,芋夕月／月見団子,里芋を食べる。	15日	中秋節／西瓜,月餅（団月餅）などを供え,円満を祈る。参考：月餅は団団円円,福禄寿全の意あり。	15日	秋夕,嘉俳節／新稲酒を飲み,松餅,干し肉,蒸し鶏,里芋のスープ,果物などを食べる。
	23日頃 秋分					
10月		亥の日,亥の子祭／玄猪餅,亥の子餅（大豆,小豆,ササゲ,胡麻,栗,柿,飴などで作る）を食べる。				
11月	15日	七五三／千歳飴			3日	関天節／濁酒を飲み,豆餅,牛頭または豚頭の肉を食べる。
12月	22日頃	冬至／カボチャを食べる。	8日	臘八節／臘八粥を作り,知人に贈る。	22日頃	冬至／団子を入れた小豆粥を食べる。
	31日	大晦日／年越そば（みそかそば）を食べ,夜を明かす。	21日頃	冬至／ワンタンを食べる。参考：「冬至餛飩夏至麺」，南方では冬節円というモチ米の紅白の団子を食べる。	30日	除夕,除夜
			23日	送竃／飴を竃神に供える（天帝に竃神が要らぬことを話さぬようにするため）。	31日	守歳／のりを巻いたご飯,まぜご飯を食べる。
			31日	除夕,大年夜／守歳酒を飲み,年飯（団円飯）を食べ,夜明しをする。		

石毛直道監修・吉田集而責任編集：『食の文化 第一巻 人類の食文化』pp.330～331, ㈶味の素食の文化センター, 1998
（注） 太陽暦になおして示してある。

埋葬のあと，故人の親戚縁者や友人たちが食事を準備して弔問客を招く。万霊祭の日に宴を開いて一時を過ごすなどが行われる。

3) **東アジアの年中行事と食べ物**　日本，中国，朝鮮半島では，一つの暦を共有してきた。宗教行事に限られず，主要な年中行事には3国共通面が多く，行事に伴う食事内容もそれぞれの料理体系を超えて共通している。表2－6に参考資料として東アジアにおける食物にかかわる年中行事を示した。

3. 食事様式

歴史的にみると，食事を楽しむという生き方は，常に最上位の階級に限られていた。身分制社会では，料理人や召し使いをかかえている者でなければ最上の食事を楽しむことができなかったのである。しかし，ヨーロッパではフランス革命後，都市に高級料理店が出現した。社会体制が変わり料理人たちは特権的身分階級からはなれ社会にとび出したことによる。日本でも同時期に都市に料理店ができ，身分の差にとらわれず，経済的余力があれば誰でも食事を楽しむ機会が与えられるようになった。各国に独自の料理様式が形成された。

1. 食べ方

それぞれの民族には独特の食べ方があり，食べるときに用いる食具によって三つの文化圏，手食文化圏，箸食文化圏，ナイフ・フォーク・スプーン食文化圏を形成する。すべての民族は手食の歴史をもっているが，現在のような食べ方の違いは，民族ごとに異なる食材や食事作法，調理法などにより，それぞれの食法，食習慣を形成したことによる。表2－7に3大食法文化圏の特徴を示した。食事をともにすることで連帯感が生まれ，人との絆がいっそう強くなるとともに，手食，箸食，ナイフ食のいずれの文化圏にも，さまざまな人間関係のなかに，独特の食事のタブー，食事作法が形成されている。

(1) **手　食**

手食は，食事文化の基本であり，さまざまな厳しい食事作法がある。

表2-7　3大食法文化圏

食法	機能	特徴	地域	人口
手食文化圏	まぜる つかむ つまむ 運ぶ	回教圏,ヒンズー教圏,東南アジアではきびしい手食マナーがある。人類文化の根源。	東南アジア 中近東 アフリカ オセアニア	20億人
箸食文化圏	まぜる はさむ 運ぶ	中国文明の中で火食から発生。中国,朝鮮では箸と匙がセット。日本では箸だけ。	日本,中国 韓国,北朝鮮 台湾,その他	15億人
ナイフ・フォーク・スプーン食文化圏	切る 刺す すくう 運ぶ	17世紀フランス宮廷料理の中で確立。パンだけは手で食べる。	ヨーロッパ ソ連 北アメリカ 南アメリカ	15億人

(本田総一郎:『箸の本』p.8,柴田書店,1978)

食前・食後に手を洗う習慣があり,左手は不浄の手で,右手だけが食物にふれることを許されている。食べ物は敷物の上に並べ,食べ物を囲み片膝を立てた姿勢あるいはあぐらを組む。個人別にあらかじめ食物を分配せず共通の食器に手をのばして食べる場合が多い。インドでは始めから各々に食物を分配している。外食は,一人ずつの器に盛って,個人単位に供せられる。手食では,食物を口に入れる前に食物にふれることによって,フォークなどを使って食事をする者には味わえない食物の温度や手ざわりを楽しむことができるともいえよう。熱い料理を食べることはない。

(2) ナイフ・フォーク・スプーン食

手食の習慣の社会で,ナイフは家長の象徴であり,丸焼きの肉を家族に分配するために1本のナイフが使用されていた。16世紀にフォークが出現,17世紀以後ヨーロッパに普及した。ナイフ,フォーク,スプーン3種の道具がセットで食卓の全員に配られ食事をする習慣は上流社会から始まった。19世紀後半になりフランス料理(正餐)では,あらかじめ一人前ずつ盛りつけ,一皿の料理が終わってから次の料理が運ばれる,コースの順に従って食膳に供されるようになった。それ以前は,バイキング料理のように食卓の上に料理を並べていた。

現在の欧米の食事形式は，スラブ，オーストラリア，北アメリカ，中南米の白人移民の間に分布している。日本では，欧米人との交際が多い上流階級の社交的な食事の場合の食事形式であり，明治時代になって宮中の正餐はフランス料理に切りかえられた。

手食の習慣のあるタイ，マレーシア，インドネシア，フィリピン，東南アジアの国々でも，土地の料理を供する食堂でフォークとスプーンが用いられるようになった。フォークはスプーンの補助的道具として扱われる。本来これらの国では手でつまんで一口で食べられるようにあらかじめ切ってあるため，食卓にナイフをもち出す必要はなかった。椅子・テーブルの食卓で食事をとる風習が進行するとともに，家庭でも改まった食事には，スプーンとフォークが出されるようになり次第に普及化してきた。

(3) 箸　食

箸を常用するのは中国の漢民族，ベトナム，朝鮮半島，日本などである。ここでは個人用の食器である椀が使用される。日本以外の国ではスプーンと箸がセットになって使われている。箸の使用はすべての食物が箸でつまめる大きさ

表2－8　中国，朝鮮，日本の箸食

料理国名	箸の特徴	代表料理	食事方法
中国料理	●木・竹・骨など各種。形はずんどう型で長く，取り箸兼用。	麺類，汁類 ギョーザ 炒飯，炒め物 揚げ物	●箸と匙がセット。 ●ご飯や汁類は匙。 ●料理類は箸。 ●取り箸がなく直箸がマナー。
朝鮮料理	●銀・ステンレス。形はずんどう型で，長さは日本と同じ。取り箸兼用。	キムチ ナムル 焼き肉，汁類 揚げ物	●箸と匙がセット。 ●ご飯は匙，菜類は箸を使う。 ●取り箸なく，すべて直箸。
日本料理	●木や竹の割り箸 ●片口箸，両口箸 ●塗り箸，唐木箸 ●菜箸，真魚箸 ●取り箸	刺身，すし 天ぷら すき焼き 鍋物，麺類 汁類	●すべて箸を使う。 ●汁類は椀を直接口につける。 ●鍋物が発達し匙を使用。 ●料理は取り箸でとり，直箸はタブー。

(一色八郎：『日本人はなぜ箸を使うか』p.87，大月書店，1987)

に切ることを前提として，食卓上でナイフを使用することのない料理様式を発達させた。

表2－8は，中国，朝鮮，日本の箸食の特徴を示したものである。

1) **中国の箸と食事作法**　中国，朝鮮半島，日本では，材質，形状，長さ，食事作法がかなり異なっている。中国では，日本のように取り箸は使わず，大皿から自分の箸で取り分ける直箸である。中国人と日本人の食具について食習慣の相違がみられる。中国大陸から伝来した膳は，中国では明時代に姿を消し，丸テーブルになる。日本では箸を横に並べるが，中国では縦に並べる。日本では，夫婦箸，夫婦茶碗があり，女物はひとまわり小さいが，中国では男女の区別がなく，子どもの箸，食器がない。日本には個人所有の箸，箸箱，茶碗があるが，中国にはない。日本では汁を漆器に盛るが，中国では陶器，磁気に盛り，木器はない。日本人は椀を手に持ち音を立てて飲むが，中国人は器を持たず，匙を使い静かに流し込む。大皿に盛りつけ，各自が取り分けるから，食べ残しがほとんどない。

2) **朝鮮半島の箸と食事作法**　朝鮮半島の箸，匙は金属性で，上流階級では銀製，一般はステンレス製で，小型で細く短く，平たい断面をしている。食事は匙主箸従型で，飯，汁は匙，おかずは箸で食べる。膳には匙を手前におく。中国と同じように取り箸はなく直箸。食器は重く，手で持つことはない。スープの具は多く，飲むのではなく，食べるという。食器を口につけてはいけない。匙の使い方は福を呼び寄せるように手前に引き寄せる。食べ残すのが礼儀とされ，食べきれないほどに満腹したという感謝の気持ちを表す。朝鮮半島は儒教の強い影響により，飯は匙，汁の具は箸という「礼記」の食事作法が受け継がれている。

3) **ベトナムの箸**　中国の影響を強く受けたベトナムは箸を常用する国である。形状や匙との使い分けは中国に似ている。

4) **日本の箸と食事作法**　日本の箸の種類は多彩で，① 食事に使う，② 調理人が使う，③ 子ども用，成人用，男女用，④ 客用の取り箸，⑤ 火箸などがある。日本料理は箸中心の料理である。ジャポニカ種の粘りのある米は箸

食に適し，飯を盛った食器を手に持ち，口を付けながら箸で食べる食事作法が定着している。奈良から平安期にかけて椀が発達し，匙はほとんど使われなくなった。日本の箸の食事文化は世界の食事様式のなかで特異な存在といえる。

2. 料理様式と献立（供応食）

料理様式は次第に系統化された。献立構成・供食方法，食品材料・調味・香辛料，調理操作と調理工程の観点から，現在の世界の料理様式は，日本，中国，西洋の3様式に代表される。

各料理様式の生成発展の過程と，各様式別献立の特徴を次に示す。

(1) 日本料理

古来からの伝統的料理と外国との交流により他国の文化，様式を吸収・同化し，本膳料理，懐石料理，会席料理，精進料理，普茶料理，卓袱料理等の様式が整い，日本独特の料理様式として発展した（図2－7）。

1) **本膳料理**　冠婚葬祭の儀式料理で，貴族，大名の饗宴料理であった。形式は〔一の膳〕：飯・汁（みそ仕立て）・坪・鱠・香の物，〔二の膳〕：二の汁（すまし仕立て）・猪口・平，〔焼き物膳〕：焼き物，が配膳される。献立は一汁三菜から三汁十一菜まで数が多く，膳の数も増す。膳と食器は塗り物，鱠のみ陶器を用いる。

2) **懐石料理**　室町時代は茶道が盛んであり，客を招きお茶をたててもてなす前に出す素朴な料理であった。形式は折敷に，向付，汁，飯を配膳し客前に運び，順次，椀盛，焼き物，進肴，箸洗い，八寸，香の物，湯桶，途中で酒盃が供される。

3) **会席料理**　江戸時代から現在にも伝わる酒宴向き饗宴料理で，本膳，懐石形式を基礎にしたものである。四品から九品献立まであり，お通し（前菜），向付，吸物，口代り，焼き物，煮物，小丼，酢の物，中皿，止椀，飯で構成され，一般的な会席向き形式となっている。会席料理の献立構成と内容を表2－9に示す。

4) **精進料理**　魚介・肉類を用いず，穀類，豆類とその加工品，野菜類，

3. 食事様式　67

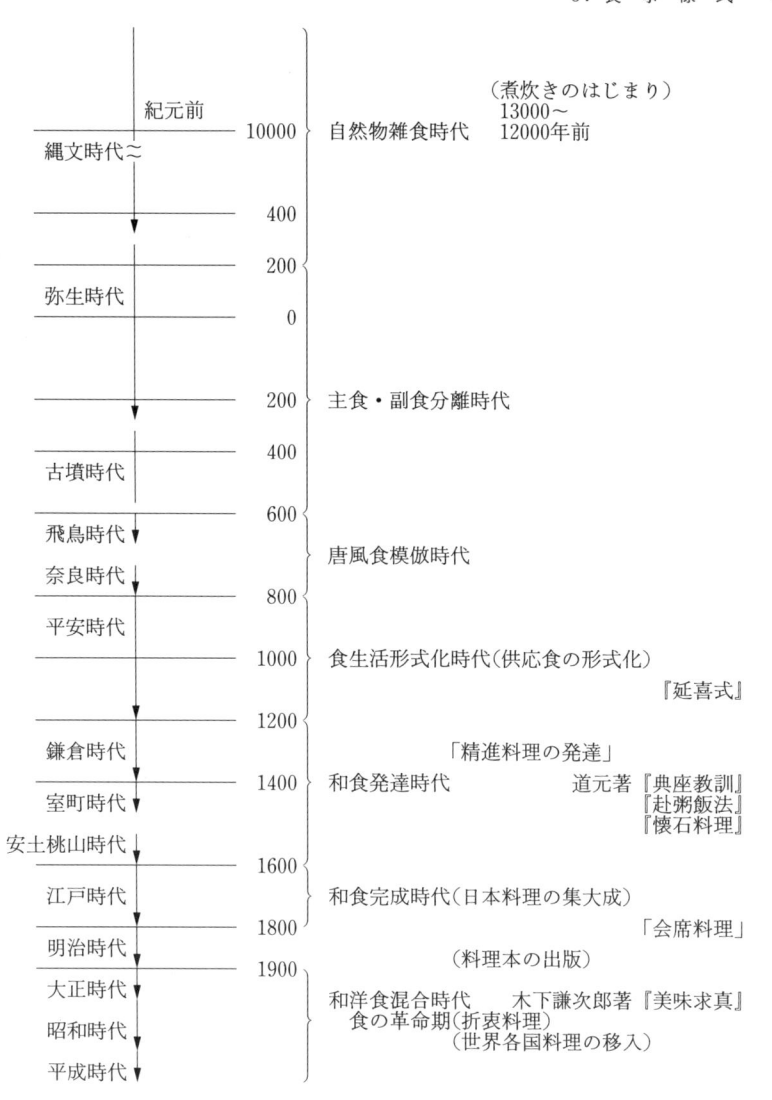

時代	年代	時代区分	備考
縄文時代～	紀元前 10000	自然物雑食時代	（煮炊きのはじまり）13000～12000年前
弥生時代	400, 200, 0		
古墳時代	200, 400	主食・副食分離時代	
飛鳥時代	600		
奈良時代	800	唐風食模倣時代	
平安時代	1000	食生活形式化時代（供応食の形式化）	『延喜式』
鎌倉時代	1200	「精進料理の発達」	
室町時代	1400	和食発達時代	道元著『典座教訓』『赴粥飯法』『懐石料理』
安土桃山時代	1600		
江戸時代	1800	和食完成時代（日本料理の集大成）	「会席料理」
明治時代	1900	（料理本の出版）	
大正時代 昭和時代 平成時代		和洋食混合時代 食の革命期（折衷料理）（世界各国料理の移入）	木下謙次郎著『美味求真』

図2-7　日本料理様式献立生成発展の背景
（熊倉功夫・川端晶子：『献立学』p.81, 建帛社, 1997）

表2-9 会席料理の内容

	構成	内容
1	前菜	「つき出し」または「お通し」ともいう。珍しいものを食欲をそそるように2～3種取り合わせ，酒とともにすすめる。
2	向付	お向こうともいわれ，本膳料理の鱠に相当する。さし身などの魚の生物や酢の物類である。
3	吸物	すまし汁を用い，椀種の取り合わせを工夫し，季節感と新鮮さを表す。向付とほとんど同時に出される。
4	口取りまたは口代り	山海野の珍味を一皿に数種美しく盛って供する。季節感を表し，甘いもの，塩味のもの，濃厚なもの，酸味のものなど味に変化をつけ，一つ一つに趣向をこらし，しかも味の調和のとれたものを取り合わせる。これを簡単にしたものを口代りという。
5	鉢肴	肉や魚の焼き物のほかに，鉢肴として揚げ物や蒸し物も用いる。
6	煮物	野菜だけ2～3種，あるいは野菜を主にして獣鳥肉類をあしらった煮物などで，汁のほとんどないものには平皿を用い，汁のあるものには深鉢を用いる。
7	茶碗	本膳料理の坪に相当する。淡泊に煮たり，蒸したり，寄せたりしたものに，添え汁を添える。寒い季節には温かく，暑い季節には冷たくしたものを供する。
8	小丼	浸し物，酢の物，あえ物などを盛る。器は小型のものを用い，すっきりと盛りつける。
9	止椀	多くの場合味噌汁で，飯と香の物とともに供される。会席料理では初めに酒と肴をすすめ，酒の供応が終わり，ご飯と汁で献立が完了するという意味もあって，最後の料理ということで止椀という。

(熊倉功夫・川端晶子：『献立学』p.93, 建帛社, 1997)

乾物類，海藻などを材料とする。鎌倉時代に曹洞宗永平寺で始まったもので，五味，五色，五法の本膳形式が多い。

5) **普茶料理**　京都黄檗山萬福寺の隠元禅師が中国より帰化し，日本に伝えたもので中国式の精進料理である。

6) **卓袱料理**　江戸時代，オランダとの貿易隆盛期に，長崎地方に伝わった料理である。

7) **和洋折衷料理**　日本料理，中国料理，西洋料理が融合した新しいスタイルの料理を和洋折衷料理という。現在の日本人が享受している料理にはこの様式のものが非常に多い。さらに最近は世界の民族料理を含めたさまざまな料

理の混合，折衷により新たな折衷料理時代が到来している。

　さらに，地方の風物，伝統文化，生活習慣により，その土地の特産物を使ってつくられたふるさとの味を伝える郷土料理，各地方や各家で伝承されてきた行事食などがある。

　(2)　**中 国 料 理**

　国土が広く地域によって気候風土，産物などに大きな違いがあるため，各地に特有な料理が生まれている。黄河流域の北方系（北京料理），珠江流域と南シナ海沿岸の南方系（広東料理），揚子江下流域と東シナ海沿岸の東方系（上海料理），揚子江上流域の西方系（四川料理）に大別される。前菜（冷葷，熱葷），大菜（炒菜，炸菜，蒸菜，溜菜，煨菜，奶菜，拌菜，湯菜，甜菜），点心で構成される。

　中国料理様式献立生成発展の背景を図2－8，中国料理の献立構成と内容を表2－10に示す。

70　第2章　食文化と食生活

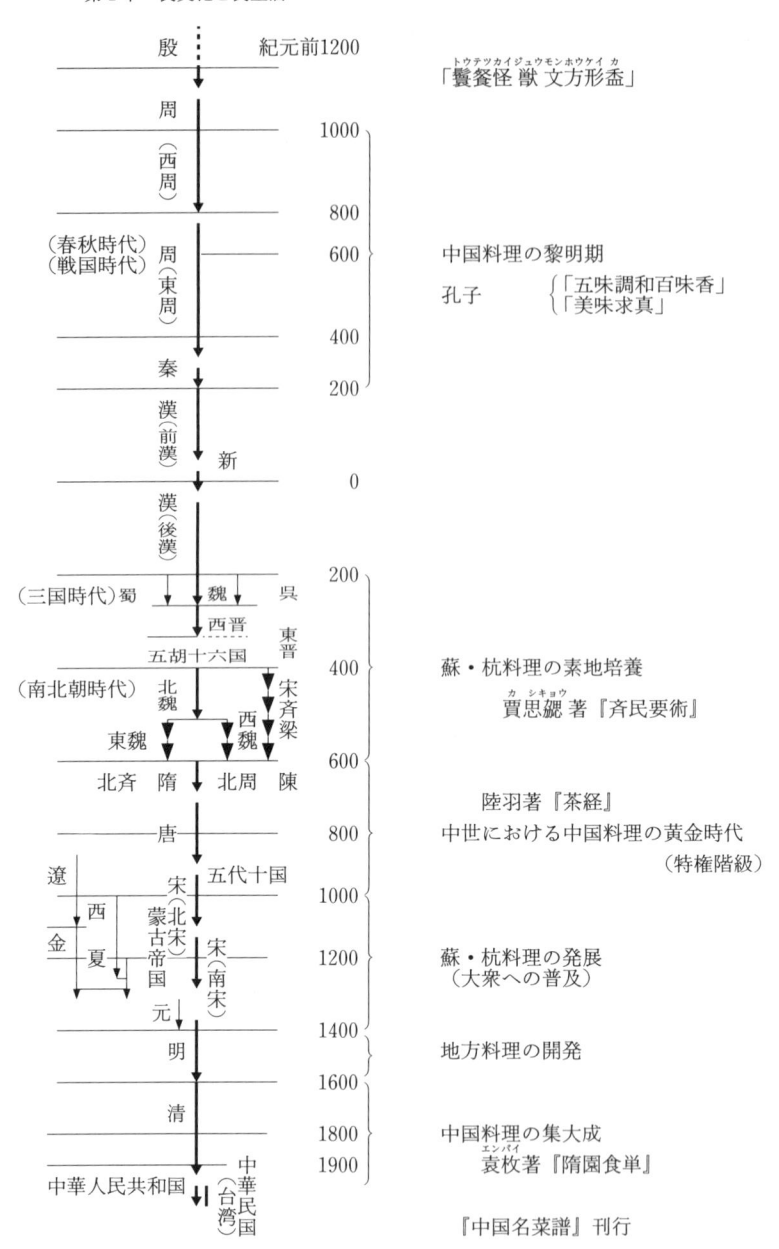

殷　　　　　紀元前1200　「饕餮怪獣文方形盃」(トウテツカイジュウモンホウケイカ)

周
（西周）

1000

800

（春秋時代）周　　600　中国料理の黎明期
（戦国時代）（東周）
　　　　　　　　　　　　孔子　｛「五味調和百味香」
　　　　　　　　400　　　　　｛「美味求真」

秦　　　　200

漢（前漢）

新　　　0

漢（後漢）

200

（三国時代）蜀　魏　呉
　　　　　　西晋　東晋
　　　五胡十六国　400　蘇・杭料理の素地培養
（南北朝時代）北魏　宋斉梁　　賈思勰(カシキョウ)著『斉民要術』
　　東魏　西魏
　　　　　　　　　600
北斉　隋　北周　陳

　　　　　　　　　　陸羽著『茶経』
唐　　　　800　中世における中国料理の黄金時代
　　　　　　　　　　　　　　　（特権階級）
遼　宋　五代十国　1000
　西　（北宋）
　夏　蒙古帝国　宋（南宋）　1200　蘇・杭料理の発展
金　　　　　　　　　　　　　　（大衆への普及）
　　　　元　　1400
　　　　明　　　　地方料理の開発
　　　　　　　1600
　　　　清　　1800　中国料理の集大成
　　　　　　　1900　　袁枚(エンバイ)著『隋園食単』
中華人民共和国　中華民国（台湾）
　　　　　　　　　　『中国名菜譜』刊行

図2-8　中国料理様式献立生成発展の背景
（熊倉功夫・川端晶子：『献立学』p.84, 建帛社, 1997）

表2−10 中国料理の献立構成と内容

構成	調理法	内容
前菜（チェンツァイ）	冷葷（ロンホワン）	一般には冷たい前菜が多く用いられている。中国の慣習では偶数の品数にすることが多く，簡単な場合でも2種類，ふつうは4種類ぐらいで，大皿に盛り合わせる場合は6〜8種類ぐらいを供する。
	熱葷（ルオホワン）	炒め物や揚げ物が多く用いられるが，分量は主要料理より少なく，器も比較的小さいものを用いる。
大菜（ダアツァイ）	炒菜（チャオツァイ）	炒め物料理。少量の動物性食品と野菜を多く用いるが，動物タンパク質のうま味が野菜に浸透し，経済的，栄養的である。
	炸菜（チャーツァイ）	揚げ物料理，から揚げ（乾炸），衣揚げ（高麗），素揚げ（清炸）などがある。
	蒸菜（ヂョンツァイ）	蒸し物料理。短時間強火で蒸すものと，中火で長時間蒸すものがあるが，形のまま蒸しても形がくずれず，うまみも逃げないのが特徴である。鶏や魚の姿蒸しなどがある。
	溜菜（リュウツァイ）	あんかけ料理。酢豚や鯉の甘酢あんかけのようにデンプンでとろみをつけた料理。
	煨菜（ウェイツァイ）	煮込み料理。とろ火でゆっくり煮込む料理であるが煮汁の多いものと少ないものがある。
	烤菜（カオツァイ）	直火焼き料理。直火焼きは比較的少なく，子豚の丸焼き，鴨の丸焼きなどである。焼豚は烤菜である。
	拌菜（バンツァイ）	酢油かけ，あえ物料理。材料は生のまま，または，ゆでたり，炒めて用いる。
	湯菜（タンツァイ）	スープ料理，澄んだスープ（清湯：チンタン），濁ったスープ（奶湯：ナイタン），デンプンでとろみをつけたスープ（羹：コン），中身の多いスープ（燴：ホイ）などがある。
	甜菜（テイエンツァイ）	甘味料理。口直しに宴会料理の途中または最後に出したりする。通常はデザートとして最後に出される。
点心（デイエンシヌ）	塩味 甘味	塩味と甘味のものがある。塩味には飯，麺，粉を用いた料理があり，軽い食事となる。甘味には，菓子，デザートに用いる乳奶豆腐などがある。

（熊倉功夫・川端晶子：『献立学』p.98，建帛社，1997）

(3) 西洋料理

西洋料理の中心をなすものがフランス料理であり，ルイ王朝時代からの宮廷料理として発達したものである．フランス革命後，料理人は各地に散りレストランを開き宮廷料理は全国に広まった．美味学者，大料理人により多くの書物

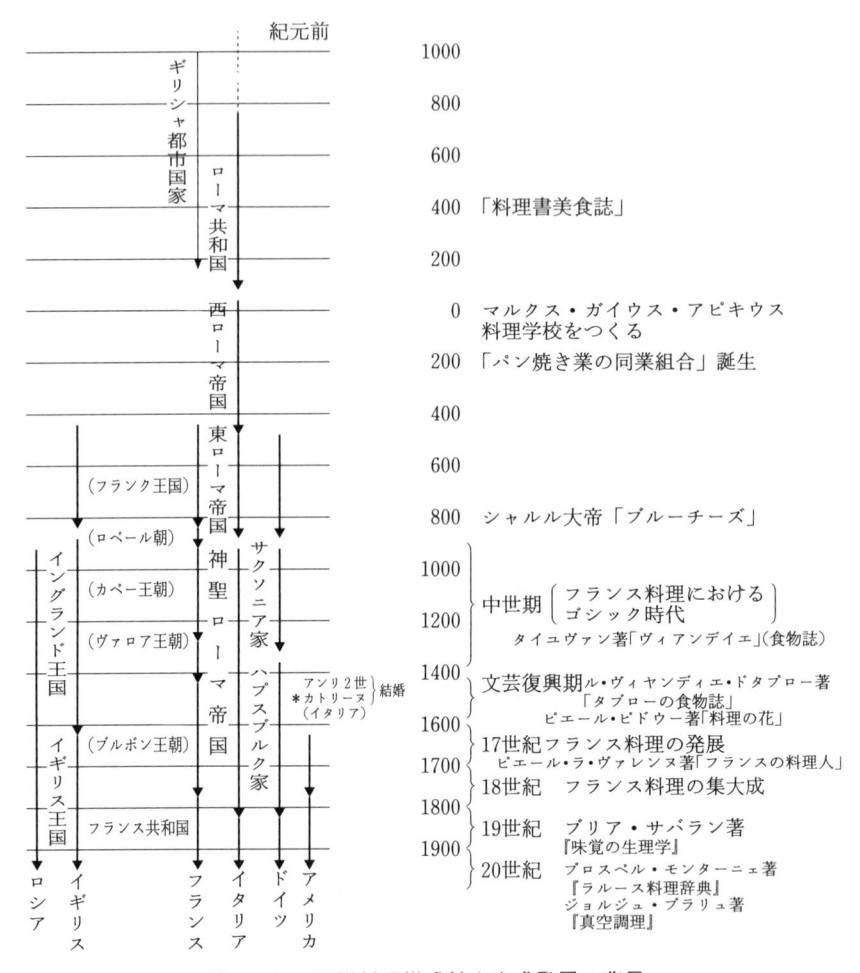

年代	国家・王朝	出来事
紀元前 1000	ギリシャ都市国家	
800		
600	ローマ共和国	
400		「料理書美食誌」
200		
0	西ローマ帝国	マルクス・ガイウス・アピキウス 料理学校をつくる
200		「パン焼き業の同業組合」誕生
400		
600	東ローマ帝国	
800	(フランク王国)	シャルル大帝「ブルーチーズ」
1000	(ロベール朝) 神聖ローマ帝国	中世期〔フランス料理におけるゴシック時代〕
1200	イングランド王国 (カペー王朝) サクソニア家	タイユヴァン著「ヴィアンデイエ」(食物誌)
1400	(ヴァロワ王朝) ハプスブルク家 アンリ2世＊カトリーヌ(イタリア)結婚	文芸復興期 ル・ヴィヤンディエ・ドタブロー著「タブローの食物誌」ピエール・ビドウ著「料理の花」
1600	イギリス王国 (ブルボン王朝)	17世紀フランス料理の発展 ピエール・ラ・ヴァレンヌ著「フランスの料理人」
1700		
1800	フランス共和国	18世紀 フランス料理の集大成
1900		19世紀 ブリア・サバラン著『味覚の生理学』
	ロシア イギリス フランス イタリア ドイツ アメリカ	20世紀 プロスペル・モンターニェ著『ラルース料理辞典』ジョルジュ・プラリュ著『真空調理』

図2-9 西洋料理様式献立生成発展の背景

原典 エドモン・ネランク，ジャン＝ピエル・プーラン(藤井達巳ほか訳)：
『よくわかるフランス料理の歴史』同朋舎出版，1994

(熊倉功夫・川端晶子：『献立学』p.87, 建帛社, 1997)

表2−11　西洋料理の献立構成と内容

順序	構成	内容	アルコール飲料
1	前菜 Hors d'œuvre(仏) Appetizer	Hors d'œuvreとは番外料理という意味で，食事の初めに供し，食欲を呼び起こす役目をもつ。	シェリー酒または軽い白ワイン
2	スープ Potage(仏) Soup	晩餐には必ず供される。食欲増進の役割を果たすが，次に出される料理とよく調和したものを選ぶ。	
3	魚料理 Poisson(仏) Fish	幅広いさまざまな魚料理が供される。	白ワイン
4	アントレ Entrée(仏)	肉類の料理，献立のなかで最も豪華な料理が用いられる。数種の野菜を添える。	赤ワイン
5	氷酒 Sorbet(仏) Sherbet	アルコール飲料入りシャーベット。口なおしのために供される。	
6	蒸し焼き料理 Rôti(仏) Roast	主として，鳥類の蒸し焼き料理で野菜をつけ合わせる。	
7	野菜料理 Légume(仏) Vegetable	独立した野菜料理として供されることもあるが，つけ合わせとしてたびたび供される。蒸し焼き料理の後には，生野菜がサラダとして供される。	
8*	アントルメ Entremets(仏)	食後の菓子として温菓(プディング，スフレなど)，冷菓(ババロア，ゼリーなど)，氷菓(シャーベット，アイスクリームなど)から一品を供する。	シャンパン
9*	果物 Fruits(仏) Fruits	季節の果物を用いる。	
10*	コーヒー Café(仏) Coffee	コーヒーをデミタス(普通のカップの1/2の大きさ)で供する。	リキュール

＊デザートコースという。
(熊倉功夫・川端晶子：『献立学』p.101, 建帛社, 1997)

が出版され，次第に献立構成も整い，芸術性豊かな料理として完成された。

献立の構成は，オードブル，スープ，魚料理，アントレ，氷酒，蒸し焼き料理，野菜料理，アントルメ，果物，コーヒーが正式となる。酒はワインが中心で，各地方でそれぞれの産物を利用した独特の料理がつくられている。その他，西洋料理として，イタリア，スペイン，ドイツ，ロシア料理などがある。

西洋料理様式献立生成発展の背景を図2－9に，西洋料理の献立構成と内容を表2－11に示す。

以上述べたように，「食物」や「食べる」という行為は，生理学的な側面の他に多くの社会的な意味を含んでいる。食物は友好関係や尊敬の意志の表現や交渉を円滑化させる手段としても用いられる。食物はまた地位の象徴としての要素をもっており，社会的地位のわずかな差や階層の距離の程度などを表現するためにも用いる。儀式や祭祀においては，食物は不可欠な要素となっており，時には超自然的な力を得る手段として機能するのである。すなわち食行動は，その社会の関係と社会構造の両者を知るための標識となっている。したがって，異質の文化を理解するうえで有用な指標は，食物の扱い方を知ることであるということができる。

第3章 食生活の環境
（国際環境と経済社会的要素）

はじめに

　昔から「所かわれば品変わる」といわれるが，食生活はその典型であろう。国により地域により，材料も料理の仕方も変わってくる。旅をする楽しみの一つは，他国の珍しい料理を味わえることであろう。ただ，最近の日本の国内旅行では，何処にいっても似たような料理を旅先の旅館で出されることが多くなったのは寂しい限りである。テレビなどマスコミが発達するとともに，食品の流通網も全国化して，食べ物の画一化が進んでしまったからである。

　それでも海外旅行をすると，まだまだ各国の料理には依然としてかなりの違いがあり，それぞれ独特の風味があって，その多様さには驚くばかりである。たとえば，韓国・中国は日本と隣接していて同じ漢字圏で文化的にも共通点が多いのに，三国の料理の間にははっきりとした違いがある。日本料理は一般に醬油味の煮込みや焼き魚などさっぱりしたものが多いが，韓国料理は辛いし，中国料理は油が多い。南の国々の料理にはスパイスを効かしたものが多い。アジアでは米が主食だが，西洋料理は肉料理が主食で，野菜はサラダとしてドレッシングなどをかけて食べるのが普通だし，肉はステーキにするけれども，魚はムニエルやフライが多いといったように，世界各国各地域の料理は材料も変わるし，味付けや調理法も変わってさまざまである。

　なかには珍し過ぎて喉を通せないものもある。アフリカを旅行した時，道路脇で子供が串に刺した干物を売っていた。すずめか何かなと思ったら，鼠の干物であった。これはちょっと食べる気はしなかった。もっとも，まだとげが

動いている殻つきの新鮮な生うには，日本人にとっては高級な美味であるが，いくら刺身が最近国際化したといっても，多くの外国人には気味が悪くて食べられまい。

各国の料理や食生活は，その国の置かれた自然条件，歴史，文化，経済的・社会的発展の程度など，さまざまな要素によって形成されるものである。したがって，各国の食生活はそれぞれ固有の特徴をもっている。しかし，特に経済的・社会的発展が著しいと，食生活は，固有な側面を残しながらも，急速に変貌していく。

経済発展の著しかった日本の場合，食生活もこの数十年にずいぶん変わった。第2次世界大戦の戦中と終戦後の何年かの間の日本は厳しい食糧難の時代であった。当時は食べられるものなら人びとは何でも食べた。進駐軍の残飯も雑炊にして食べた。毒でなければ雑草ですらも食べざるを得なかった。白米のご飯など都会では何年も見ることができなかったほどである。「銀シャリ」のご飯を腹一杯食べてから死にたいと思った人びとは少なくなかったはずである。

そうした時代から数十年たった今の日本は，食生活の洋風化・多様化が進むなかで米はむしろ余って困っているほどであり，食べ物は極めて豊富である。明日の糧を求め，母親の着物と物々交換でいもの買い出しに近郊農村に行かざるを得なかった食糧難時代のことなど，今の若い人びとには想像もつかない話であろう。しかし，今の世はまさにグルメ時代で，毎日いろいろなお料理番組がテレビを賑わす時代となった。「核家族化」が進行して，かってのようにおじいちゃん・おばあちゃんから孫までが大勢で一家団らんの食事をすることもなくなってきた。

本章では，このような食生活の変化に対し強い影響を与えてきた日本の食生活の環境として，まず第1節では特にアジアの食糧事情に留意した食料需給を巡る国際環境について整理し，第2節では食生活をめぐる経済的・社会的な環境としての諸要素について，日本を中心にして考察する。

1. 世界の食料生産・人口と日本・アジアの食料需給の動向

　現在，私たち日本人は，国内産の食品材料のほか，世界諸国から輸入したいろいろな食料を材料にして食事をしている。しかし，昔からそうであったわけでは決してない。かつて外貨の乏しかった時代や戦時中の日本は，旧植民地からの移入米や砂糖を別とすれば，国内産の食料で食事を賄うほかなかったのである。

　今では，日本も戦後飛躍的な経済発展を遂げて，他の国から非難されるほどの貿易黒字国となり，自由化品目であって国内に需要さえあれば，いくらでも海外から食料や飼料を輸入することができる国際化時代になったが，日本がどれだけ食料を世界から輸入できるかは，当然ながら世界の食料生産動向にも大きく依存している。とくに，日本が位置するアジアの食料生産動向は，後述するように日本が直接食料を輸入するかどうかにかかわらず重要である。以下では，まず，日本の食生活の国際的与件として，世界の食料生産の地域別動向を考察し，次に日本とアジアの動向を検討しよう。

1. 世界の食料生産の動向

　まず世界の食料増産の趨勢を表3－1で見てみよう。分析対象期間は1960年代から90年代に至る40年弱であるが，農業生産のもつ年次変動の影響を回避するため，3年もしくは5年平均値が使われている。本表では，FAO資料により地域別に，1979〜81年を100とした食料生産指数の1961〜65年，1990〜92年，1995〜97年の値から年平均増加率を算出し，それによって，地域毎の食料増産の趨勢の差異を比較検討する。但し，指数同士の比較であるので，食料生産の絶対量の比較はできず，ここでの比較は増加率に限られる。

　第1に指摘されるべきことは，アジアの食料増産趨勢が世界の中で傑出している点である。1980年以前は年率3％を越した南米には及ばなかったが，アジアの食料生産の増加率は，初期の2.8％から次第にアクセレートして90年代に

表3－1　食料生産指数の変化〔1961－65年～1995－97年〕

	食料生産指数：1979－81＝100				年平均増加率（％）			
	1961-65	1979-81	1990-92	1995-97	1963～1980	1980～1991	1991～1996	1963～1996
ア ジ ア	62.3	100.0	148.0	190.0	2.8	3.6	5.1	3.4
アフリカ	68.3	100.0	130.0	148.0	2.3	2.4	2.6	2.4
北・中米	63.4	100.0	112.0	122.8	2.7	1.0	1.9	2.0
南　　米	57.7	100.0	131.1	156.7	3.3	2.5	3.6	3.1
ヨーロッパ	71.7	100.0	107.4	104.2	2.0	0.1	-0.6	1.1
オセアニア	65.1	100.0	112.7	134.7	2.6	1.1	3.6	2.2
旧 ソ 連	75.8	100.0	110.1	—	1.6	0.9	—	—
途 上 国	62.3	100.0	143.8	—	2.8	3.4	—	—
先 進 国	72.5	100.0	108.7	—	1.9	0.8	—	—
世　　界	66.0	100.0	126.0	142.2	2.5	2.1	2.4	2.4

注：1993年以降は旧ソ連，途上国，先進国の指数はない。
出所：FAO *Production Yearbook*，各年版

は世界最高の5.0％に達し，全期間としても最高の3.4％を記録，全世界の2.4％をはるかに上回った。このようなアジアでの食料増産は，1970年代以降に進展した「緑の革命」，すなわち，国際協力によって開発された高収量品種の米や小麦の大増産の結果であるが，それはアジアのみならず世界全体の食料供給量を増大させて，世界の食料事情の改善に大きく貢献したことは確かである。

　アジア以外の主要途上国地域である南米とアフリカの食料生産も，全期間としては先進諸地域より高い増加率で増産された点は一応評価されるものの，アフリカについては，アフリカの2.8％の人口増加率をかなり下回る2.4％に留まったことは，当地域の食料問題の深刻さを示している。ただし，最近は，一方で人口増加率は2.7％に低下したのに，食料生産の増加率は2.6％に高まったことから，若干ながら改善のきざしが認められる。

　アジアでの食料大増産は，他面では，それによって国際食料需給バランスが以前よりも過剰基調となり，最近は若干回復したものの国際農産物価格の低迷の一因ともなった。そのため，食料輸出志向の先進諸地域での食料生産の増加率の低下は著しく，とくに，主要食料輸出地域である北米に至っては一時低下

したが，90年代に入って若干の増加が認められる。その結果，世界全体として80年代の増加率は2.1％へ低下した。全途上国と全先進国とを比較して注目すべきは，後者の増加率が低下する中で前者の増加率は上昇し，80年代には後者の4倍にも達したことである。しかし，90年代には増加率は2.4％と若干向上した。

2. 世界の人口—途上国での「人口爆発」—

このような世界各地の食料生産動向が食料需要に見合ったものであったかどうかを知る上で，最も重要なのは人口の動向である。1950年に25億だった世界の総人口は，1987年に倍増して50億を突破し，1999年10月には60億の大台に達したのであった。

このような急激な人口増加が発生したのは戦後のことで，それまでの人口増加は極めて緩慢なものであった。農業が始まったといわれる西暦紀元前1万年頃の世界人口は約500万に過ぎず，西暦元年に2億5,000万に達したが，年率にすれば0.04％に過ぎなかった。この程度の低い人口増加率が17世紀頃まで続き，その後，食料農産物の世界各地への普及拡大に伴って人口増加率も0.5％程度となり，1800年の世界総人口は9億に達した。その後，人口増加率は徐々に高まって第2次世界大戦前後になると0.9％となり，1900年に16億，そして第2次大戦直後の1950年に25億に達したのであった。

しかし，戦後，世界の人口増加率は倍増して実に2.0％にも跳ね上がり，わずか37年後の1987年には世界人口は2倍の50億に到達したのであった。その原因が途上国で出現したいわゆる「人口爆発」である。かつて，戦前の植民地では，出生率は極めて高かったが死亡率も極めて高かったので，人口は比較的均衡していた。ところが，戦後，それら植民地があいついで独立し，それぞれ開発途上国として新たな経済発展の道を歩みだした。そして，先進国による国際協力もあって医療や一般衛生条件が著しく改善され，戦前非常に高かった乳幼児死亡率が大幅に低下した。しかし，出生率は途上国の人びとの貧困問題とも結び付いて戦前と変わらず依然として高く，その結果，必然的に発生したのが

「人口爆発」であった。他方，先進国では，所得向上に伴って，人びとの育児に対する考え方が，より子供の数を減らし，その代わりより高い教育などを与えて豊かに育てる傾向が高まった結果，戦後の人口増加率は，一貫して減少傾向をたどり1％を切るまでに下がった。しかし，途上国では，人口増加率が年に3％を越す国も少なくなく，その結果，世界全体としての人口増加率は約2％になったのであった。

　第2次大戦後のこのような急激な人口増加の出現は，人びとが生存するのに必要な食料の飛躍的な大増産が戦後に実現したことを意味するが，戦前の人類の長い歴史からは，そのような食料の大増産は到底考え及ばないことであった。18世紀末，西欧の経済発展離陸期の産業革命の最中で，人口増加が著しく食料不足のため食料価格が高騰して労働者の窮乏化が進んだ当時，「幾何級数的に増加する人口に対して食料は算術級数的にしか増産できない。したがって，食料供給は潜在的な食料需要増に追いつけず，人口増加は必然的に社会に貧困と悪徳をもたらし，人口は食料不足で自然淘汰されて抑制される。」としたマルサス（T.R.Malthus）の理論では，到底説明できない「人口爆発」という現象が戦後に出現したのであった。

表3－2　人口の地域別増加率（1965年～1997年）

	人口（百万人）				年平均増加率（％）			
	1965	1980	1992	1997	1965-80	1980-92	1992-97	1965-97
ア　ジ　ア	1825	2584	3233	3466	2.3	1.9	1.4	2.0
アフリカ	309	479	682	758	3.0	3.0	2.1	2.8
北・中米	294	370	436	467	1.5	1.4	1.4	1.5
南　　　米	168	240	304	327	2.4	2.0	1.5	2.1
ヨーロッパ	445	484	504	508	0.6	0.3	0.2	0.4
オセアニア	18	23	28	29	1.6	1.6	0.7	1.5
旧　ソ　連	231	266	293	―	0.9	0.8	―	―
途　上　国	2266	3277	4210	―	2.5	2.1	―	―
先　進　国	1023	1170	1270	―	0.9	0.7	―	―
世　　　界	3289	4447	5480	5489	2.0	1.8	1.3	1.8

注・出所：表3－1と同じ。

表3－2は，1965年から1997年に至る世界の人口動向を大陸地域別に示したものである。世界の総人口は1965年の33億から1997年には58億5千万へ78％も増加した。これは，年率にして1.8％にあたる。この間，先進国の人口増加率が1％以下であったのに対し，途上国は全体として2.0％を越した。途上国圏の中で最大の人口増加率を示したアフリカが2.8％を記録し，南米も2.1％だったのに対し，アジアは2.0％に止まった。つまり，アジアの人口増加率は途上国の中では相対的に低かったが，絶対的には依然相当な高さであった。

それが，世界の食料需給との関連で如何に重要であるかは，アジアが世界人口に占める構成比をみれば一目瞭然である。1965年のアジア人口は19億で世界の56％を占めていたが，1997年には35億に近く，59％も占めるに至った。既に世界人口の過半を越すこれだけ膨大な人口を抱えていて，更に人口が増え続けるアジアにとって，増大する食料需要に見合う食料を如何に供給するかは，アジア地域のみにとって重要な課題であるのみならず，世界全体の食料需給問題をも左右する極めて深刻な課題でもあったのである。

もちろん，人口増加率が依然3.0％に近いアフリカでの食料問題の方が，現実の問題としては実際には一層深刻である。現代の世界の食料問題の特徴は飢餓と飽食が併存していることだが，飢餓が発生している象徴的地域がアフリカである。しかし，世界全体からみれば，アフリカの人口構成比は12％であり，アジアの膨大な人口に比べてその影響は限られている。

3. 世界の1人当たり食料生産の動向

以上，地域別に世界の食料生産と人口の増加趨勢を見てきた。両者の動向の対比から世界各地域での食料需給動向の基本的趨勢を知ることができるが，それを端的に表現する指標がFAOの人口1人当たり食料生産指数である。

食料に対する実際のポテンシャルな需要の変化は，人口の変化に所得の変化も加わるし，また，現実に特定の国や地域で消費可能な食料は，国内生産食料に純輸入食料を加えたものなので，この指数は，1人当たりの食料消費そのものの変化を示すものではない。しかし，特定の国や地域の域内で生産された食

表3－3　人口1人当たり食料生産指数の変化
〔1961－65年～1995－97年〕

	食料生産指数：1979～81＝100				年平均増加率（％）			
	1961-65	1979-81	1990-92	1995-97	1963～1980	1980～1991	1991～1996	1963～1996
アジア	88.4	100.0	120.5	143.4	0.7	1.7	3.5	1.5
アフリカ	108.5	100.0	94.2	93.9	-0.5	-0.5	-0.1	-0.4
北・中米	82.7	100.0	96.5	99.2	1.1	-0.3	0.6	0.6
南　　米	88.9	100.0	105.4	116.4	0.7	0.5	2.0	0.8
ヨーロッパ	79.0	100.0	103.5	99.2	1.4	0.3	-0.8	0.7
オセアニア	88.5	100.0	95.1	106.4	0.7	-0.5	2.3	0.6
旧ソ連	86.1	100.0	100.6	―	0.9	0.1	―	―
途上国	92.1	100.0	114.3	―	0.5	1.2	―	―
先進国	82.5	100.0	100.8	―	1.1	0.1	―	―
世　　界	90.3	100.0	104.1	109.3	0.6	0.4	1.0	0.6

注・出所：表3－1と同じ

料供給の変化の程度が，食料需要水準に基本的な影響を与える人口の変化に対し，相対的により大きいのか，それともより小さいのか，つまり，国内での食料需給バランス条件が人口1人当たりの食料摂取水準（もしくは食料輸出余力）を好転させたか悪化させたかの傾向を，この指数から読み取ることができる。指摘されるべき世界各地域の特徴は以下の通りである。

　主な途上国地域であるアジア，アフリカ，南米の中で，アジアの指数は1961～65年には最低の88だったのが，1995～97年には最高の143になった。つまり，アジアでは人口に対する域内食料供給状況が最も改善されたわけである。年率では全期間平均1.5％の増加であるが，増加率は最近ほど高まり90年代には3.5％にも及んでいることは特記されるべきである。これは中国での大幅な増加が大きく貢献しているが，このようなアジアでの1人当たり域内食料生産の拡大が，アジアの人びとの栄養摂取水準の向上に大きく貢献したのはいうまでもない。

　世界的な食料問題の視点から重視すべきは，アジアとは対照的に，アフリカでは人口1人当たり食料生産指数が，1961～65年の109から1987～89年の94へ

と全期間を通じて低下趨勢を続けていることで，アフリカでの域内食料生産が人口増加に対して悪化の一途を辿っていることを示している。近年における深刻な飢餓のニュースのほとんどはアフリカで発生しているが，このように人口増加に追いつけない食料生産状況の下では，それも当然といってよい。同じ途上国圏でありながら，人口1人当たり食料生産の向上著しいアジアと悪化一途のアフリカとは際だった対比を示している。

他方，主要食料輸出地域である北・中米やオセアニアの場合は，60年代，70年代に増加してきた同指数が80年代は低下している点が注目される。つまり，80年代には両地域は，食料輸出余力を低下させた。反対に，ヨーロッパの同指数は80年代まで増加して，西欧は食料の輸出余力を近年高めたことを示唆している。先進国圏でのこの両者の対比は，1986年から1992年にかけて行われてきたGATTのウルグアイ・ラウンドで鮮明となったアメリカ対EC間の貿易摩擦の背景を浮き彫りにしている。ただし，1990年代にはいると北・中米の指数は増加したが，ヨーロッパは減少した。

4．アジアと日本の食料生産動向

以上で考察したように，過去25年間にアジアでの食料増産が世界諸地域の中で最も高い平均年率3.1％もの高さで実現し，世界的に際だったものであり，その結果，途上地域の中では人口増加率が最低の2.1％であったこともあって，人口1人当たりの食料生産の増加も途上地域の中で最高であったことは，アジアの食料改善に当然役立ったが，同時に，アジアが世界総人口の60％近くを占めている以上，世界の食料供給の改善に大きく貢献したことはいうまでもない。そして，そのことは，日本の食生活に関する国際的環境要素として極めて重要である。なぜなら，後述するように，現在，日本は世界から大量の食料を輸入し，国民は豊かな食生活を享受しているが，それは，周りのアジア諸国でもそれなりの食生活の改善が実現していればこそである。万一，アジアの食料事情がアフリカのような厳しい状況にあったとしたら，日本だけがそれを横目に平気でどんどん食料を世界から輸入するようなことが，果たして国際的に許

されたであろうか。

　世界の場合と同様FAOの食料生産指数によると，人口の高いシェアを考慮すれば，アジアの食料供給の改善に最も貢献したのは，2つの人口大国，中国とインドでの食料増産であった。両国とも最近になるほど食料生産の増加率を高め，全期間平均でそれぞれ4.0％，3.0％の食料増産を達成した。その結果，人口1人当たり食料生産は，中国では平均2.7％，インドでは0.9％の増加率で改善されたのであった。しかし，その他多くのアジア諸国でも，著しい食料増産と人口1人当たり食料生産の改善があった。経済パフォーマンスの良かったASEANの人口の多いインドネシアはじめマレーシア，タイも，食料生産指数を全期間平均年率3～6％の高率で高め，1人当たりの食料生産を改善したのが注目される。カンボジア，ベトナム等中央計画諸国での最近の食料増産も注目される。70年代前半までに比べて後半以降いずれも食料の飛躍的増産があったが，その要因の一つはソ連など他の中央計画経済に先駆けて，中国に続いて導入した市場経済化政策の促進であった。その結果，人口1人当たり食料生産も前半の悪化もしくは停滞から改善が進んだ。

　しかし，実は，アジアのすべての国で食料生産の改善があったわけではない。ASEANのなかでも経済状況の良くないフィリピンや，南アジアのバングラデシュ，スリランカは80年代に入って食料生産が伸び悩み，また，カンボジアやネパールでは60年代と比べて人口1人当たり食料が低下してしまった。これらの国々は一様に一般経済パフォーマンスも良くなく，アジアの中でも経済的に最低条件にある国々であるのは決して偶然ではない。それらの国の食料摂取水準もアジアで最低であり，経済の後進性もしくは貧困問題と農業開発・食料増産の停滞そして飢餓が結び付いていることを証左している。

　西アジア諸国でも同様なことが認められる。経済が相対的によいサウジアラビア，イラン，イスラエル，シリア，トルコなどの国では食料増産も年率3％を越し，人口1人当たり食料生産も程度の差はあるがすべて改善されたのに対し，経済発展が相対的に遅れているイラク，イエメンアラブ，南イエメンなどでは，一様に，食料生産が総量としても人口1人当たりでも停滞もしくは悪化

したのであった。このような考察は，アジアでの食料増産とそれに伴う人口1人当たり食料生産の改善が認められなかった国では，それぞれの国の経済全体のパフォーマンスでも十分な進展がなかったことを物語っている。

ただし，そのような現象に逆行しているのが，実は，わが日本ならびにNIES諸国（韓国・香港・シンガポール）である。つまり，経済発展は著しいのに，国内での食料増産が近年ほど停滞し，人口1人当たりの食料生産に至っては80年代には一様に縮小している。この現象は，そこでは既に食料摂取がある程度飽和水準に達しており，また，その著しい経済発展が国際貿易に積極的に参加するなかで行われて，一方では国内食料生産基盤が弱体化するとともに，他方では食料輸入の大幅な増大を伴ったことによる必然であったといえよう。

結局，アジア全体としてみた場合の1人当たり食料生産指数（1979～81＝100）は，1961～65年の88から次第に増加して1995～97年には143にまで達したなかで，わが日本の同指数は，1961～65年の95から1974～76年には109まで拡大した後は低下をたどり，1995～97年には90に縮小したのであった。それにもかかわらず，われわれ日本人の食生活が年々改善されてきたのはいうまでもなく，以下で紹介するように輸入食料が大幅に拡大したからであった。

5. 日本とアジアの食料貿易と食料需給

(1) 食料の純輸出入動向

以上の観察は各国での食料の国内生産の動向である。それは，その国の食料供給の基盤を形成するが，必ずしもすべて国内で消費されるわけではない。生産された食料が国内の需要を上回れば輸出が可能となるし，不足すればその分を輸入することになる。つまり，各国は，食料貿易によって食料の国内生産と需要との間のギャップを調節しているわけである。もちろん，輸出農産物は，国内で余ったからその分を輸出するというよりは，はじめから輸出を目指して生産される国際商品が一般である。国際競争力のある有利な食料農産物を生産している国は，その農産物を積極的に輸出する一方，他方では輸入した方が安い他の食料農産物を輸入している。輸出する食料と輸入する食料とのいずれが

多いか，そしてその程度がどのくらいかは，国により時期により当然異なる。時期別に，各国での両者を比較することにより，それぞれの国が食料の純輸出国であるか，あるいは純輸入国であるかが識別できる。

　FAOの貿易年報によれば，1960, 70, 80年代を通し，アジアは全体として食料の純輸入地域であり，その総純輸入額（当年価格）は一貫して増大してきた。そして，アジア最大の食料輸入国はいうまでもなくわが日本である。日本の食料純輸入額は，1962〜64年に7億2千万ドルであったが，1995〜97年には266億ドルにも増大した。1962〜64年にはアジアにはまだ食料の純輸出国も多く，日本を除くアジアの国は全体として純輸出地域であった。しかし，日本の食料輸入は当時としては相対的に大きく，その純輸入額だけでアジアの他の総純輸出額を越していたほどであった。ところが，その後は，経済発展の著しいNIESやオイル・マネーで潤う西アジア産油国などでの純輸入額も大幅に増大してきており，日本を除いてもアジアは食料の純輸入地域となった。それでも，日本の食料純輸入額は依然として他を圧倒しており，1995〜97年でアジア全体の純輸入総額の58％を占めている。それら地域の食料純輸入の増大には，飼料向けを含めた穀類の大幅輸入増が大きく影響している。

　しかし，アジアの他の地域ではASEANのように世界最大の米輸出国タイを中心にして食料の純輸出地域もある。とくに70年代まで食料の純輸入国であったインドネシアが，一時的ではあるにせよ，1986〜88年には純輸出国に変わったことは注目される。これは，アジア全般で進行した国際協力による「緑の革命」といわれる米の高収量化の成功によって国内増産が実現し，穀物輸入が大幅に減ったことが影響している。しかし，その後は再び純輸入国に転化した。ただし，マレーシアは，伝統的に錫やゴム，近年はパームオイルなどの輸出国で外貨稼働力もあり，食料については，100％の自給率達成を必ずしも目指していないこともあって純輸入国である。

　南アジアでは各種農産物を近隣に輸出しているインドは純輸出国であるが，バングラデシュは大量の穀物を輸入しており，ほぼその分食料の純輸入国になっている。注目すべきはインドとパキスタンの穀物需給に対する「緑の革

命」の効果で，パキスタンは米や小麦の相当な輸出国となったし，穀物の常習大量輸入国であったインドが輸入をほとんどなくし，時には純輸出までするようになったことである。

中央計画国に関しては十分な統計がないのではっきりしたことはいえないが，一貫して食料の純輸出国だったのはミャンマーだけで，その他の国は時期による変動が大きいが，ベトナムが市場経済化後，米の輸出国になった意義は大きい。西アジア非産油国は，トルコだけが食料輸出を大幅に伸ばしている以外は，食料の純輸入国がほとんどである。

(2) 穀物自給率の動向

さて，前項の食料国内生産と本項の食料輸出入を合わせた結果としての食料需給バランスは如何であったか，それをFAOの生産年報で物量データが比較できる穀物で検討してみると，人口や所得が増加している以上当然といえるが，ほとんどすべての国で穀物の総需要量は増加しているが，その間，各国の国内穀物生産の動向には差異があり，その結果，穀物自給率の変化も国によってかなり異なっている。

ASEAN諸国や南アジアの国々には，穀物自給率を高めた国が少なくない。「緑の革命」の成果である。とくに大国インドがほぼ自給を達成したことは特記してよい。もう一つの大国である中央計画国の中国でもほぼ同じ高い自給率を維持できた点は，アジア全体としての自給率の大幅低下を回避できた意味が大きい。これら両国を含めれば，全期間におけるアジアの穀物自給率の低下は1962〜64年から1995〜97年の間に95％から92％へのわずかな低下に留まった。

しかし，両国を除くとアジアの穀物自給率は93％から80％へと大きく低下している。それに大きく影響したのは，自給率を1962〜64年の73％から1995〜97年には34％へと激減させた日本や，トルコ以外の西アジア諸国，あるいは韓国，マレーシアなどである。高い経済成長やオイル・マネーなどで相当な外貨収入がある国の場合当然ともいえる減少である。砂漠地帯の多い西アジアには日本よりさらに穀類自給率の低い国が少なくなく，1995〜97年でサウジアラビアが34％，イスラエルが8％，アラブ首長国に至っては1％である。

だが，それに該当しないバングラデシュ，カンボジア，レバノン，イエメンアラブ，南イエメンなどで穀物自給率が低下しているのは問題で，それらの国々の経済発展にマイナスになっている。

以上のように，アジアの中にも国によってはいまだに問題があるところもあるが，全体として食料事情の改善が進んでいる状況は，海外からの輸入食料に大きく依存せざるを得ない日本の食生活の国際環境として重要であり，将来もこうした環境の維持に日本が積極的に国際協力することが，結局は，日本の食料の国際的安全保障につながることの認識が大切である。

6. 国際化のなかでの日本人の食生活の変化

戦後，日本人の食生活は大きく変わったが，その最大の特徴は，食生活がいろいろな意味で国際化したことであろう。以下，いくつかの側面からそうした食生活の国際化を見ることにする。

(1) 「米食」から「パン食」へ

日本人の根幹的主食は，古来，米であった。その米に副食である魚・野菜の煮付け・味噌汁等の吸物をプラスしたのが昔から続く日本食の基本である。その意味で，日本の伝統的食生活を，「米食」型食生活とよぶことができよう。しかし，そうはいっても，すべての日本人が，常に米を腹一杯食べてきたというわけではない。米の過剰生産で政府も農家も苦しんでいる現在では，考え難いことだが，むしろ，歴史的には，米をつくってきた百姓も含めて，腹一杯食べられなかった人びとのほうが多い時代が普通だったのである。米がなかったり，あっても高かったため，いもや雑穀を主食としなければならなかったことも，決してそんなに昔のことではない。にもかかわらず，米つまりご飯は，日本人の食生活にとって，常に，絶対的な主食として位置づけられ，その他の食料は，すべて，副食か米の代用食にすぎなかった。

米は貴重な食料だったし，食事の中心的な主食だったので，せっかくの米を美味しく炊くことが大切であった。昔から長い間，主婦達は，毎日，朝早く起きてかまどにつきっきりで煙で目をはらしながら，薪を焚いてご飯を炊かねば

ならなかったのである。「初めチョロチョロ，中パッパ，赤子泣いても蓋とるな。」地方によって，多少言い方は違ったかもしれないが，これは，昔，薪でお釜のご飯を美味しく炊く時のコツを示した言伝えである。文字通り，最初は比較的弱火で炊き，途中強火にして炊き上げた後は，しばらく絶対に蓋をとらないことが，美味しいご飯を炊く秘訣だったそうである。嫁にきて主婦達がまず第1にマスターしなければならなかった最初の家事労働は，美味しいご飯を炊くことだった。

今では，こんな話は全くの昔話になってしまった。便利な自動炊飯器の普及で主婦達のご飯づくりは全然楽になり，ボタン一つで誰でも簡単につくれるようになったし，第1，われわれの食生活における米そのものの食事における地位も非常に低下してしまった。かつては，お金がある人ほど余計米を食べたものであるが，今では，むしろ逆になってしまった。経済学的にいうと，優等財から劣等財に転化してしまったのである。

劣等財に転化しても米はいまでも依然一番重要な食料なので，その米に取って変わったとまではいえないが，戦後，消費が非常に伸びて，米に続く重要な主食の地位を得たのがパンであった。戦後の絶対的な食料不足下に，アメリカから導入された大量の小麦が大きな契機となり，学校給食でのパン食優先もあって，パンは急速に国民の間で一般化した。同時に，経済発展による国民所得の大幅向上もあって，肉・卵・乳製品等畜産物やパセリなどのサラダ野菜の消費が非常に拡大し，食事の質的改善が，パンを中心とした食生活の「洋風化」の形で進行した。これを略して「パン食」型食生活とよべば，戦後の日本の食生活の変化の基調は，これまで長く続けられてきた日本固有の伝統的「米食」型食生活から，欧米的食事内容と風味の傾向を強めた「パン食」型食生活への，国際化の移行過程と見なすことができよう。

(2) **世界諸国料理の普及・浸透**

多くの日本人大衆が，現在ほど身近に世界諸国の料理に直接接することのできる時代は，これまでなかった。日本人の所得の向上と，最近の円高のお蔭で，現在では，学生でも，少しアルバイトをするなり親のすねをかじれば，ア

ジアはもちろん，ヨーロッパやアメリカにでも比較的簡単に旅行できるようになった。各国のいろいろな異国風物や人情にふれるのは愉しいものだが，各国固有の地元料理もその一つであろう。多くの日本人が海外旅行するようになれば，本章「はじめに」で述べたような，各国のさまざまな料理を直接味わう機会が当然より多くなるわけである。

さらに，昨今は，何もわざわざ外国まで行かなくても，日本に居ながらにして本場の外国料理を味わうことができるようになった。日本中何処ででもというわけにはいかないが，大都会では，ふるくからおなじみの中華料理，フランス料理，韓国料理等はもちろんだが，最近は，インドネシア料理，タイ料理など東南アジア諸国の料理，インド料理，パキスタン料理など南アジア諸国の料理，イランやトルコなどの中近東諸国の料理，ブラジルやメキシコなどラテンアメリカ諸国の料理，それにドイツやスイスなどヨーロッパ諸国の料理と，ほとんど全世界をカバーした各国の料理店が増えてきた。その多くの店では，それぞれ，本国人のコックが腕をふるっている。このような外国料理店の増加の原因は，外国にいって味を覚えた日本人が増え，たとえ行ったことがなくても，最近のグルメブームのなかで，そうした店に行く日本人客が増加してきたことがあげられよう。また，日本に来るそれらの国々からの外国人の数が増えたのも理由の一つであろう。

そのほか，最近は，円高の影響もあり，スーパーマーケットの店頭には，いろいろと珍しい世界のフルーツが並んでいる。グレープフルーツ，レモンなどは前からあるが，パパイア，マンゴ，アボカド，キウイフルーツ，アメリカチェリー，カシューナッツ，アーモンド，ピスタチオその他の木の実，等々数え上げたら切りがない。

いつでも何処でもとはいえないにしても，多くの日本人が，本場の外国料理やフルーツの味を直接味わえるようになったことは確かである。

(3) 外国産輸入食料消費の激増

いくら国際化が進んでいるからといっても，日本料理店，寿司屋，日本そば屋も盛況だし，家庭でも，やはり和食つまり「米食」型食生活は依然根強いも

のがあるので，それほどまでには，日本人の食生活が国際化されていないのではないか，と思われるかも知れない。しかし，以下の例を見て欲しい。

　朝食：ご飯，卵，豆腐の味噌汁，漬物。

　昼食：そば屋で，てんぷらそば。

　夕食：小料理屋で，ししゃもで日本酒を一杯。そして，うなぎの蒲焼き，
　　　　豆腐と胡麻の白和え，かぼちゃの煮つけ，ご飯。

　これは，ある中年サラリーマンの1日の食事のメニューである。極めて純日本的な普通の食事といってよいであろう。ところで，以上の食事に使われた材料の最近のわが国への輸入率を見てみると，雑穀（卵用飼料）100％，大豆（豆腐と味噌の原料）99％，漬物21％，えび85％，そば77％，ししゃも95％，うなぎ71％，胡麻100％，かぼちゃ15％，そして，米だけが0％である。別格である米を除いた，その他の材料の単純平均輸入率は，実に80％にも達しているのである。そして，各食料の日本への第1位の輸出国は，雑穀と大豆がアメリカ，そば・胡麻・漬物・うなぎが中国，えびはインドネシア，ししゃもはアイスランド，かぼちゃはニュージーランドである。（以上，1994年の統計，JETRO「1995農林水産物の貿易」）

　したがって，このサラリーマンの食べた「日本料理」は，味こそ和風でも，その材料たるやそれらの国から輸入された可能性が非常に高いといえよう。食料の輸入先は実に多様で，全世界からといっても過言ではない。これでは，少なくも材料から見る限り，日本料理というよりは，「世界料理」とよぶ方がふさわしいかも知れないのである。

　輸入食料の場合，農薬汚染の心配もあるし，輸入が不確実になる心配もないではないにせよ，このように，日本人の食生活は，需要面から見ても，供給面から見ても，国際化が確実に進行していることだけは確かで，グルメブームといわれる昨今，より豊かで多様な世界の食生活をエンジョイできるようになったのは結構なことである。

2. 食生活に与える経済社会環境の変化

以上では，国内食料増産と食料貿易，ならびに食生活での国際化の動向を考察してきた。確かに，諸国で実現しているそれぞれの食生活の内容や食料素材の多少は食料供給活動の「結果」である。しかし，それらの動向は，逆に，食料供給の変化の方向を規制する要因もしくは「原因」としての食料需要の動向を示すものと解釈することも可能である。このような視点からの考察は，食料需要の変化を経済発展と結び付けて考える場合に，農業発展の方向を示唆する極めて重要な事柄である。

「消費者は王様」とよくいわれるが，一面で経済の本質をついている。消費者が必要と感じ，買おうと思わなければ，生産者がいくら物をつくっても売れない。胃袋の大きさがきまっている食料についてはなおさらである。その意味では，農産物需要がどのような要因によって決まるのかは，農産物を生産する農業にとっても基本的に重要な問題である。農産物需要や食生活に影響を与えるさまざまな要因の変化や差異は，各国の農産物需要量とその内容を変化させ，また，国際間の農産物需要にも影響を与え，その結果として，各国の食料生産・食料供給を根本的に規制している。その視点からは，以上でみてきた農産物の国内・国際供給状況が，食生活の重要な要素であることは確かにせよ，国民の食料需要や食生活に影響を与える基本的な要因としての経済社会環境の変化は動態的な視点からは極めて重要である。

1. 人　口—食料需要の社会的基本要素—

既に，1人当たり食料生産の動向を見るに当たって人口には触れているが，社会的要因としての人口は，食料の総需要を決定する上で最も基本的な要因であるとともに，人口動向は国民の食生活のあり方にも強い影響を与える要素である。その点で，人口12億を超す中国，10億に近いインドを抱え，世界総人口の6割にも及ぶアジアでは，将来の食料供給にとって，人口増加は常に巨大な

圧力であるといってよい。しかし，過去40年に関する限り，アジアの場合はそれは農業発展の原動力にもなってきた側面がある。ただし，今後のアジアでも同様である保証はない。

　今後の動向は，今後のアジア諸国での人口増加率の変化と農業発展に向けた努力の如何にかかっている。現在，世界全体としては，穀物など食料の供給は過剰気味であり，むしろ食料増産を政策的に抑える傾向すらあるが，少し油断をしてアジアでの食料生産が停滞するようなことになれば，一転してアジアのみならず世界にとっても深刻な食料不足問題が発生しかねないのである。経済が発展すれば人口増加率は自然と低減するものであるが，巨大人口を抱えたアジアでは，人口増加を自然に任せて放置すれば，増加率が低減し始める前に食料需給バランスが崩れ，大飢饉すら発生しかねない。その点で，中国でのなかば強制的な「ひとりっ子」政策は，人道上はともかくとして，開発政策的に評価に値するものといえよう。

2. 所　　得―食料需要の経済的基本要素―

(1) 所得向上と食料摂取の量から質への多様化

　人間は，生きてゆくために，まず，最低限栄養的に必要な食料を食べねばならない。貧しい人びとの場合には，生きるための食料をなるべく安く得ようとする。その場合，彼らは，限られた食費の範囲内で，生存する上で最も必要なカロリー源を最大限摂取しようとする。その点で，実質的に最も安い食べ物は穀物とか芋なので，粗末な小量のおかずでそれらを主に食べることになる。高い肉とか魚は美味しくても余り食べられない。腹を満たすためには，何といっても「質より量」である。アフリカは勿論だが，アジアの途上諸国には，まだまだこのような食生活に甘んじている多くの貧しい人びとがいる。

　しかし，人びとは，所得が上がるにつれて，食べ物も次第に「量から質」へと変わってくる。穀物などの量を減らし，代わりに，肉や果物・野菜等を余計食べるようになる。その肉も，安い鶏肉や豚肉の代わりに次第に高い牛肉を多く食べる傾向がある。外食する時も，食べる場所が立ち喰いの蕎麦屋から食堂

へ，更には，ホテルのレストランへと変わっていく。このような傾向は，古今東西にわたって共通な人類の性向である。

　すなわち，所得の上昇に伴って，所得弾力性がプラスの優等財である畜産物などの食料の需要は伸び，逆に，マイナスであるいも類などの劣等財の需要は減少する。もっとも，ある食料が優等財であるか，劣等財であるかは所得水準の如何によって変わってくる。日本の米がそのよい例である。食料不足の時代には，「銀シャリ」とよばれた白米は絶対的な食料の優等財であった。だが，国民の所得水準が上がって肉などを多く食べるようになった最近では，米は劣等財化してしまい，その1人当たり消費は年々減少の一途を辿っている。いま日本はグルメの時代を迎えて，日本人の食生活は多様化した。所得の向上に伴うこのような食生活の変化は，日本に続いて経済成長を続けるNIES諸国，さらにASEAN諸国でも進行しつつある。こうした変化は当然農産物生産そのものの多様化を強く促すことになる。

(2) 所得と人口

　ところで，昔から「貧乏人の子沢山」というように，所得が低い場合どちらかといえば子供の数が多いのは世界に共通している。それは，親にとって，子供，とくに男子は小さな時から家計を助ける働き手として役立つし老後の保障にもなるからである。ところが，高所得経済になってくるとその必要がなくなるばかりか，子供に高等教育を与えるのが一般となって養育費もかさむので子供の数は減少する。したがって，世界の途上国の人口増加率が2％を超すのに先進国では1％を切るのが普通である。このように，食料需要に強い影響を与える人口と所得は相互に関連している。

(3) エンゲルの法則

　なお，所得水準と関連して，農業発展にとって重要な，人類の歴史にとって普遍的な原理は，有名な「エンゲルの法則」である。すなわち所得が上がるにつれて，支出に占める食費の割合は低下するという法則性である。人びとは所得が増えた場合，一般に，住居・衣料・教養・レジャーその他の支出に余計使うようになるため，所得が増えた割合より低い程度で食費を増やすのが普通な

のである。そのため，所得に占める食費の割合は，所得の上昇につれて次第に小さくなっていく。マクロ経済もこの現象を反映した構造変化をもたらす。

すなわち，このことの農業発展に対する含意は，かつてコーリン・クラークが国際比較分析から明らかにしたように，人口や国民所得に占める農業のシェアーが経済発展に伴って低下することである。この現象はアジアでも歴然としている。その意味では，農業は斜陽産業といわれてもしかたない運命を常に負わされている。この経済における農業部門の相対的縮小は絶対に避けることのできない発展の歴史的必然であり，だからこそ，そのなかで多産業の発展と均衡するような農業の発展を一層進める必要があるのである。

3. 嗜　好―食習慣の社会的側面―

人によって食べ物の嗜好は異なる。肉が好きな人もいれば，魚が好きな人もいる。甘党もいれば，辛党もいる。こうした個人の嗜好の違いには，各々の個人に固有のさまざまな要因が影響を与えている。その意味では，嗜好は個人的なものであり百人百様である。しかし，それでいて，同じ家族，同じ地方，同じ国民・民族，同じ宗教に属する人びとの間には，明らかに食べ物に対する共通した嗜好や食習慣が存在するといってよく，社会性をもっている。同じ母親のつくる食事を毎日一緒にたべていれば，当然，その家族の食べ物の嗜好は似てこよう。同じ風土の地理的条件で，歴史的にも同じ文化を共有する地方や国で，そこでの人びとの食べ物が似るのも当然である。それぞれの地域で比較的入手しやすい食料を，人びとは当然多く食べる。

日本のように周りを海で囲まれた島国では，魚や貝が多く食べられよう。羊を追って生活するモンゴルの放牧民は，羊肉や羊乳を多く食事に使うだろう。文化の面で，宗教も人びとの食生活に与える影響は大である。宗教には，食べ物に対し，それぞれ固有のタブーがあるからである。たとえば，日本でも，かつては，仏教は四つ足動物の肉食を禁じていた。現在でも，インドのヒンズー教徒にとっては，牛は聖なる動物なので，彼らは牛肉を食べない。また，イスラム教徒は，豚は汚れた動物とみなし，豚肉を食べない。また，インドなど南

アジア諸国には野菜しか食べないベジタリアンが沢山いる。このような諸々の要因による嗜好の違いは，とくに宗教がからんでくると世界諸地域それぞれの食生活に社会的な規制すら与えているのである。

4．農業技術の進歩

古来，人間も動物も実際に入手しやすい食料を食べて生きてきた。つまり，周辺でつくりやすい農作物や，捕獲・飼育しやすい動物を食事のベースとした食生活を続けてきた。それが一番安価でしかも確実だからである。それは人類すべての食生活の原点である。モンスーン地域の島国日本の食生活が長い間，米と魚を中心にしたものであったのは当然である。寒冷な畑作地帯で麦や馬鈴薯の栽培に適し，畜産にも向いているヨーロッパの食生活は，当然，肉や乳製品を中心にしたパン食となろう。羊や山羊の放牧で生活しているモンゴルなど中央アジアではそれらの肉や乳が主食とならざるを得ない。

しかし，経済が発展し農業技術が進歩してくると，以前にはそこでの自然条件ではつくれなかった作物も栽培できるようになってくる。たとえば，かつて北海道や東北では寒冷な気象条件の下で稲の育成は難しかったのであるが，農業試験場や農民の永年の努力によって耐寒品種が開発され保温折衷苗代など栽培技術の改善もあって，いまや米の大産地に転化した。また，温室栽培の普及により冬でもトマト・きゅうりなどの新鮮野菜が生産されるようになって，1年中食卓を賑わせるようになった。このように，食生活に必要な農産物の種類は，農業技術の進歩によって地元での生産だけからも豊かになってくる。

5．国内交易・国際貿易の進展

さらに経済が発展し，鉄道や道路の整備が進んで輸送条件がよくなってくると，地元の産物だけでなく遠隔地の産物もマーケットで購入できるようになり食生活につかわれる材料はますます豊かになってくるのである。そして，輸送設備も冷凍化されると，腐敗しやすいものまでも遠くから運べるようになってくる。過日，札幌を訪れた際，札幌と福岡の料亭が協定して，相互に北海の珍

味と九州の珍味を飛行機で送りあって，福岡でも新鮮な北海道の蟹を味わえ，札幌でも九州のふぐを賞味できるようにした話を聞いたことがあるが，そんなことすら可能になってくるのである。

また，国際間の貿易が進んでくれば，すでに日本で実現されているように，外国の食料も容易に入手できるようになってくる。そうなれば，食事の材料となる食料の種類も次第に増え，食生活は当然前より豊かになってくる。いまや，地球の裏側からアスパラガスが空輸されてくる時代なのである。したがって，各国の食生活は確かにもともとの固有の性格をもってはいるが，決して不変なものではなく，国内，国際間での交易の進行によって，食生活は多様化し変化するものである。

6. 価格・流通組織

私たちの日常の食生活は，食品の価格の如何によってかなり左右される。ある食品を購入するにあたって，その価格が高くなればなるほど，その購入量を低く抑えようとし，時にはその購入を中止して他の代替的な食品に変更したりもする。すなわち，個別食料の価格の変化に対応し，その商品の価格弾力性あるいは代替財との交差弾力性の如何に従って，食料の需要量は変化する。その価格を決めるのは，根本的には市場における需給バランスの如何に基づく市場メカニズムである。

市場（もしくは価格）メカニズムが有効に機能するか否かは，消費者に十分な価格情報が伝達されており，しかも，消費者が自由に購入しようとする商品を選択し，必要なだけ入手できることが可能であるかにかかっている。その意味では，流通組織の近代的合理化・自由化は重要である。とかく，各国の政府は，生産者や消費者の利益保護と称して流通に介入しがちであるが，それは概して本来の市場メカニズムを妨げることが多い。それは中央計画経済の国々の流通組織の非効率性に典型的に現れている。

食料の生産者は価格が高くなればその商品をより増やそうとするだろうし，安くなれば生産を減らそうとするだろう。その結果，その価格が下がったり上

がったりして再び需要に跳ね返る。つまり，価格をシグナルとして需給の調節が行われるのである。また，たとえ価格が下がっても，進んだ農家はより効率のよい技術を導入して生産費を下げ，価格の低下に対応していくが，それができない非効率な農家は脱落していくことになる。そして，需要のある農産物は伸び，ない農産物は減産され，全経済として無駄なく合理的に需要の変化に合わせて農業生産の拡大が進んでいく。それは，とりもなおさず農業発展そのものの進行でもある。

現実のアジア諸国の経済では，このような市場メカニズムが必ずしも常に理想通りに機能しているとはいえないであろう。にもかかわらず，日本・NIES・ASEAN諸国など，アジアのなかでこれまで順調に経済発展してきた国々では，基本的には市場メカニズムが十分に働いてきたといってよい。

アジア農業全体の発展にとって，大国である中国が，社会主義体制を維持しつつも，中央計画経済諸国の中でいち早く農業に市場原理を導入したことは，同国の農業発展にとって極めて画期的な重要な政治決断であり，人民公社の解体と個人農家の進展がその後の農業生産の飛躍的拡大をもたらす最大の要因となったことは疑いの余地がない。最近ベトナムでも「ドイモイ」とよばれる政治改革で同様の市場経済化が進められつつあり，米を中心に農業生産の拡大が進んで久々に多量の米を輸出するなど，停滞していた農業が活発化する動きを見せている。

もちろん，現実の経済はそれほど単純ではない。他方においては，市場メカニズムの円滑な作用を妨げている旧弊や，政治的意図その他種々の理由からこの市場メカニズムを抑制する政府の介入も決して少なくない。それは，現実の経済・社会・政治の渾然としたしがらみの下で，それなりのポジティブな必然をもっていよう。ただ，価格メカニズムを否定するかたくなな価格制度の長期にわたる存続は，たとえ初期の目的が何であれ，間違いなく，経済を非効率化する。たとえば，長年にわたったソ連の中央統制経済の非効率性は，ソ連人自らのペレストロイカの選択によって，既にそれを糾弾する歴史的否定がなされたといってよい。

実は，アジア唯一の市場経済先進国である日本でも，市場メカニズムに逆らう食糧管理制度がいまだに存在している。それが日本の農村の政治的・社会的安定性を維持してきた効果は認めるにせよ，ウィークデイは非農業で働き，週末だけ稲作に従事する零細農家を温存させることになり，健全な農家の発展の実現を妨げていることは否定できない事実である。今後，世界貿易機関（WTO）で交渉が進められる日本の米市場開放問題とも関連するが，その抜本的改正は時間の問題であろう。食料の需給両面に影響を与える価格政策・価格制度のあり方は，一方で食生活や食料需給に影響を与え，他方で農業発展のあり方を規制する重要なファクターである。

7. 女性の社会進出と食生活におけるサービス依存化

長い間，日本の女性は，結婚後は専業の主婦として，炊事，洗濯，掃除と育児だけに従事するのが当然とされてきた。特に，毎日の三度の食事は，主婦が，米屋で米を買って釜でご飯を炊き，八百屋で野菜，魚屋で魚，肉屋で肉，そして乾物屋・酒屋で乾物と調味料を買って，原則として，自分でお惣菜を何時間もかけて用意するのが当たり前であった。そして調理の方法は，それぞれの家で母親や姑から娘や嫁へと伝授され受け継がれてきたのであった。長い間，日本の食生活の基本は，主婦がこのようにして何時間もかけてつくった料理を，一家団らんで家族が一緒に食事することであった。日本の女性は，結婚後は常に家にあって，専業の主婦として，そうした食事のための炊事に従事するのが当然とされてきたのである。このような時代では，現在出回っているいろいろな加工食品がたとえ売り出されたとしても，男の独り者は別として，女性，とくに主婦達が進んで買うようなことはなかったであろう。本来，主婦が当然家でつくるべき物を外で買うことは，主婦としてとても恥しいことだし，また，周囲も，その行為を非難したに違いない。

しかし，そのような社会通念は，高度経済成長のなかですっかり変わってしまった。現在では，主婦でも育児から手が離れれば，どんどん家庭から外に出て，パートで働いたりカルチャー教室やエアロビクスなどスポーツ設備にも

せっせと足を運ぶ時代になったのである。主婦専業であった日本女性の社会的転身である。現在の日本女性にとって，可能である限り，何らかの社会活動により積極的に参加することは，働くことも含めて彼女たちの望みであり生き甲斐になったといってよい。そして，それを夫や子供達も，そして，社会一般も当然なものとして認める時代に変わったのである。

　そうなれば，女性達は物理的に今までのように何時間も炊事に時間をかけることができなくなるので，必然的に調理の省力化を望むようになる。また，価値観あるいは経済的判断からも，省力化を当然と考えるようになる。かつては，主婦の家事労働はタダと考えられてきた。つまり，家での食事のコストは材料費だけであった。ところが今は，パートタイムで働けば1時間いくら彼女たちが稼げるかを知っている。いわんや，もっと高収入の職業に就いている女性にとっては，料理が好きであれば別であるが，少なくも仕事としての炊事に長時間をかけるのは，ばかばかしいことになる。調理時間を大幅に節約できてしかも，これまでの家庭料理の枠を越えた，新しくてちょっとリッチな気分も味わえるような新食品を求めるのは当然ともいえる。そうした加工食品の価格は，必ずしも安くはないかもしれないが，亭主の所得に加えて自分も働いて収入が増えれば，多少高くても便利で美味しければそれほど問題としなくなり，省力化に結び付くサービスをむしろ進んで購入するようになるである。

　かつて，消費者は，畑でとれたばかりの泥つきの大根や白菜を買い，家庭に持ち帰って泥をおとし，選別していたのを，八百屋がそれに取って替わるようになった。また，魚の場合も，かつてはまるごと買っていたのが，今では魚屋がおろした切身だけを買うようになった。漬物にしても，昔は材料を買ってきて家庭でつくった自家製のものであったのが，昨今は出来あいのものがどこのスーパーマーケットでも入手できるようになった。つまり，現在は食品材料そのものに加え，八百屋，魚屋，スーパーマーケットが付加サービスを提供し，そのサービスを消費者は進んで購入するようになったのである。

8. 多様化する加工食品の開発

　食生活の需要面での変化に対応して，多種多様な加工食品が食品加工産業によって開発されている。以下はその一部の紹介である。

　a．レトルト食品　　これは retortable pouched foods を略して日本語化したもので，ポリエステル，アルミ箔，ポリエチレンの３層でできた袋に調理済み食品を詰め，高圧蒸気釜で加熱殺菌した食品のことである。常温のもとで保存でき，カレー，ミートボール，ハンバーグ，スープなど既に多様な食品が出回っており，３～５分間，袋ごと熱湯で温めると食べられる食品である。

　b．シート食品　　肉，魚，調味料などに接着剤を加えてシート状（紙状）に広げ，冷凍あるいは真空乾燥した食品で，牛肉，まぐろ，醤油・ケチャップ等の調味料などが，そのまま食べたり，熱湯で溶かして食べたりできる。

　c．コピー食品　　日本人は本物をコピーするのが昔から得意であるが，これは正にその典型で，美味しいけれど高価な食品を，別の安い原料から味も外見も本物そっくりに似せてつくった食品である。魚のすり身でつくった蟹脚状かまぼこは，その代表である。

　d．ＬＬ食品　　long life つまり長期保存できる食品のことで，完全滅菌した牛乳等の液体を，紙，アルミ箔，ポリエチレンでできた容器にいれて，完全密封包装した食品のことで，常温でも長期間保存ができる。

　e．コンビニエンス・フード　　レトルト食品やインスタントラーメンのような即席食品も含めることもあるが，手間がかかったり，経験を必要とする調理部分が既に処理された，文字どおり便利な加工食品で，固形スープやケーキミックス，ポテトフレーク等がある。

　f．ファーストフード　　fast service foods の略で，注文するとすぐ客に出せるように予備的に調理されている食品もしくはそれを提供する食堂のことである。フライドチキン，ハンバーガー，ドーナッツなどの外資系のチェーン店が先駆けたものであるが，簡単に立ち喰いできたり，持ち帰れたりできる食品である。最近は，外資系だけでなく，牛どん，すし，持ち帰り弁当など，和食

系のファーストフードも沢山ある。(集英社「情報・知識 imidas 1987」による)

　このようにみてくると，改めて，われわれの食生活には，いろいろと便利な加工食品が沢山取り入れられていることが分かる。昔から日本人の食生活に欠かせなかった，味噌や醬油などの調味料あるいは干し魚など乾物も確かに加工食品の一種であるが，その種類も加工の程度もこれまでは極めて限られていた。現在の日本に氾濫する加工食品の質と量とは比べ物にならない。

　何故，現在の日本で，このように多種多様な加工食品が出現したのであろうか。カタカナ名が多いのは，いずれも最近の新商品であり，ナウな現代的表現として向いているからであろうが，名前はともあれ，そうした加工食品増加の基本的な原因は，戦後日本の高度経済成長にある。工業化の著しい進展とハイテク技術の開発により，かつては考えられなかったような高品質の各種加工食品の商品化が，ほどほどの価格で可能となったのである。そして，それらの新商品は，テレビのCMにより直接家庭の茶の間に知らされ，スーパーマーケットを中心とした流通部門の近代化や，ファミリーレストランや外資系チェーン店など食品サービス業の進出と相まって，急速な勢いで普及したのである。他方で，製造業の近代化と大量生産によって冷蔵冷凍庫や電子レンジの価格が国民の所得上昇に比べて相対的に安くなって一般家庭への普及をもたらし，新商品の家庭への物的な受け皿が平行して実現したことも新加工食品の普及を促進した。

　しかし，そうした物的技術的要因にも増して重要なのは，消費者すなわち需要側に，そうした便利な新食品の出現を強く望む，食生活にかかわる「価値観」の非常に大きな変化があったことである。確かに「消費者は王様」といわれるように，需要が存在しなければいくら生産者が何かをつくって売ろうとしても売れるものではない。加工食品の場合も正にその通りである。加工食品の需要が増加した理由としてはいろいろ考えられるが，その最大の要因が，女性の社会進出と価値観の変化なのである。(pp. 89～90参照)

9. 「核家族化」進行の影響

さらに，かつての大家族主義が崩壊して「核家族化」が進み，家族の規模も2人とか4人とかの少人数となると，買った材料の全部を一度に使いきれず，かといって同じ料理を何日も続けるわけにもゆかず，結局残りを捨てることになれば，家でつくる料理が必ずしも安くつくとは限らないというような経済的要因も加わって，場合によっては，むしろ家でつくるより外食したり，持ち帰り弁当の方がかえって安いことにもなるのである。たとえば，最近は「ほっかほっか」の炊きたてご飯が，いろいろなお惣菜とともに住宅街でも売られ，主婦もそこでお弁当を買っている。

そうしたことは，主婦が家事専業で大家族だった上に，1人当たり米消費量が今の2倍もあり，家で炊飯した方がはるかに安かった昔では，絶対に考えられないことであった。しかし，今では，かえって安上がりな面もあり，また，余った時間で，主婦は外出してパートに出たり趣味を深めたり，あるいは家でテレビのメロドラマを楽しむこともできるので，それなりの合理性を十分にもつようになったのである。

最近の「核家族化」の進行は，加工食品の普及とも関係がある。母親や姑が「お袋の味」を家庭で娘や嫁に伝授する機会が少なくなり，他方，昔はなかった新しい洋風料理が増え，女性にとって料理法を習得するのもなかなか大変になったこともあり，完全もしくは部分的に調理済みの美味しい加工食品は，彼女達にとって有難い商品なのである。

10. 外食産業の発展

所得が増え，生活にゆとりがでてくると，最近のグルメブームも加わって，時には良い雰囲気のファミリーレストランで，家族一緒に本職のつくったおいしい料理を楽しみたいと思うようになる。勤め先での昼食にしても，わざわざ主婦が忙しいなかを家で弁当をつくるまでもなく，違った食堂でいろいろなタイプの食事を食べたり，最近激増した持ち帰り弁当屋で弁当を買って済ませれ

ばよいではないかと考える人が多くなってくるのも当然である。そして，若者達も外資系ファーストフードで，同世代の仲間と一緒にハンバーガーを口に頬張るといった食生活のファッション化も一般化してきた。外食は確かに一つの産業として成長を続けている。

11. 家計費に現れた食生活の変化

以上でみてきた諸要因によって，日本の高度経済成長のもとで，国民の所得水準は向上し，まず食料素材の面では1970年頃までに食料に対する需要はほぼ満たされたとみてよい。そして，その後も所得の向上が続くなかで，国民がさらに食生活の改善に求めたのは，食生活における購入サービスへの一層の依存による省力化，多様化，レジャー化であった。

このような変化の動向を，食生活の消費の面から見たのが表3－4である。本表は，家計における外食並びに最近の加工食品を代表させた調理食品支出の変化を見たものである。消費支出に占める食料費の割合（B/A）は年々低下してエンゲルの法則が貫徹している。しかし，食料費に占める外食費や調理食品のウエイトは年々増加をたどっている。1965～97年の32年間に，外食費比重は

表3－4　家計における外食費と調理食品支出の動向（1965～97年，単位：円，%）

区分	年次	1965	1975	1985	1997
支出額	消費支出　A	48,396	157,982	273,114	333,313
	食料費　B	18,454	50,497	73,735	78,306
	外食費　C	1,226	5,174	10,427	13,131
	主食的調理食品　D	56	318	1,075	2,880
	その他の調理食品　E	514	1,900	3,738	4,947
構成比	B/A　（%）	38.1	32.0	27.0	23.5
	C/B　（%）	6.6	10.2	14.1	16.8
	D/B　（%）	0.3	0.6	1.5	3.7
	E/B　（%）	2.8	3.8	5.1	6.3

（注）1．1世帯当たり全国平均月額，名目価格
　　　2．外食費は一般外食と学校給食の合計である。
資料：総理府統計局『家計調査年報』各年版

7％弱から倍増して17％に達した。調理食品の比重の絶対値は外食ほど大きくはないが，伸び率はむしろ外食費より大きく，特に主食的調理食品に至っては，その比重は32年間に12倍にも拡大したのであった。

外食化の進行も調理食品の増大も，ともに，日本人の食生活が原料の改善のみから，より多くサービスに依存する方向に変わってきたことを意味している。従来の主婦による手料理を中心としてきた日本人の食生活は，食品加工産業や外食サービス産業の発展と結びつき，便利な各種の加工食品の利用と多様な外食化が進展し，食生活は個人的なものから一層社会性を高めつつある。

12. 経済発展―食生活の環境を総合的に規制する基本要素―

以上にあげた諸要因は，一面では確かにそれぞれ独立して食生活に影響を与えている。しかし，他面では相互に関連し合い，しかも時代によってそれらは変化しているのである。その変化を基本的に決定づけているのが，各国の経済発展の水準とその成長率である。それは，最終的には，国民の食生活のパターンを変え，食生活のあり方を全体として変えていく。

第2次大戦中および終戦直後，日本の産業は壊滅し，国民経済が疲弊して国民はどん底の生活に喘いでいた。食料は絶対的に不足し，人びとは生きるためには食べられるものは何でも食べねばならないほどであった。そうした悲惨な時代から50年が過ぎ，今や日本経済は大変貌を遂げて世界のトップを行く経済大国となった。このような世界でも類を見ない高度成長の実現は，以上のような外食化や調理済もしくは半調理済の便利な加工食品を，社会が必然的に強く求めるような変革を含めて，日本人の食生活に著しい変化をもたらした。

これまでの論議と若干重なるが，一例としてアジアで最も経済発展した日本の場合を改めて振り返ってみよう。日本には，日本の長い歴史の中で培われた，日本固有の食べ物に対する嗜好がある。いわゆる日本料理を基本とした日本人の食生活である。ところが，戦後の高度経済成長の中で，その日本固有の食生活は大きく変貌した。人びとは豊かになるにつれ，人生に対するものの考え方が大きく変化し，食生活も変わってきた。さきに価格のところでも触れた

が，その象徴的変化は，有史以来絶対的な優等財の地位を保ってきた米の，戦後における劣等財への転落である。かつては，白米のご飯を毎日食べることが一般庶民の夢であったほど貴重な米だったのに，その消費は戦後年々減少し，現在は逆に生産過剰に悩んでいるのである。

そのような大変化の最大の原因は，日本の戦後の目覚ましい経済発展であった。機械化があらゆる面で進展し，人びとは過重な肉体労働から解放され，必要カロリーは低下した。しかも，終戦直後の食糧難時代におけるアメリカからの大量の小麦援助を契機に，パン食化が急速に進んだ。さらに，実質所得の上昇につれて，食事の内容も穀物から畜産物や野菜・果物へと変化した。各種の家庭電気器具の開発普及による省力化と，食品加工産業の飛躍的発展に伴うコンビニエンス・フード等の普及のなかで，日本の女性はかつてのきつい家事労働・炊事から解放され，また，ファミリーレストランなど各種外食産業の進出も盛んで，日本人の食生活は，日本型の固有性を依然残しつつも，豊かな食事をエンジョイする西欧的先進国型へと移行してきたのであった。日本経済の国際的発展は海外からの多種大量の食料の輸入を可能にし，食生活の素材は一層豊かになってきた。日本の経済発展は，間違いなく私達日本人の食生活を変化させてきたのである。

私たちに身近な日本の例で，経済発展と食料需要変化の対応をここでは説明したが，基本的には，いずれの国でも経済発展の進展に応じた食料需要の変化が進んでいるのである。日本よりもさきに経済発展した西欧諸国はもとより，最近その経済発展が世界の中でも際だっているアジア諸国でも，日本ほどではないにしても，類似の食生活の変化がそれぞれ固有な伝統的食習慣を残しながらも進行している。今後，日本のみならず，世界のすべての国々の食生活の環境が，国際的協調と国内経済の発展によって，それぞれの国の食生活を一層豊かにする方向で進行することが切望される。

注）本章は，山田三郎編著『四訂食料経済』建帛社，1997年，第6章，および，山田三郎著『アジア農業発展の比較研究』東京大学東洋文化研究所特別紀要，1992年，第1章，第6章に主に依拠している。

第4章　食生活と健康

1. 健康と栄養

1. 健康とは

　健康とは、「病気でなく、虚弱でなく、身体的にも精神的にも社会的にも健全で順応した生活が営めること」と、世界保健機関（WHO）憲章に定義されている。さらに、「できる限り最高の健康水準を享受することは、人種、宗教、政治的信条、経済状態の如何にかかわらず、人間の基本的権利である」と述べられている。

　「健康に勝る幸福はなし」というが、この健康であることの幸せを私たちはどのようなときに感じるのであろうか。それは、飢えを経験した人が食物の大切さを感じるときのように、健康を害した経験のある人や、それを身近にしたときに、あらためて健康のありがたさを感じるのであろう。人は誰しも、健康で長生きしたいと願っている。しかし、健康で長寿を全うするには、日頃どのような食生活をしているかが最終的には影響してくるのである。

　では、健康とはどのような状態をいうのであろうか。一般には「元気である」「皮膚の色つやが良い」「食欲がある」「よく眠れる」などが、ある種の健康の指標となっている。しかし、心配事や不愉快感が入り込んでくると、とたんに人は元気がなくなり、気分は優れなくなり、さらに食欲は低下し、眠れなくなる。このように、健康には身体的要素のみならず精神的要素も大きくかかわっている。

健康の感じ方は，人それぞれである。たとえば，胆石という疾病をもっていれば，これは明らかに病気である。しかし，胆石があることを知らない人も多くいる。また，胆石のあることを知っていたとしても自覚症状が全くなく，生活活動にも何の差し支えもなく，元気で，社会的にも活躍できる充実した日々を送っているとしたら，日常生活において健康であるといっても差し支えない。健康観には，人それぞれの人生観が大きく影響しているのである。「病気とは，健康が損なわれた状態である」と表現することができても，「健康とは，身体的になにも疾病をもたない状態である」とは表現できないことがほとんどである。健康人と病人の間には，治療を要するほどではないが，疲れやすい，眠れないなどの心身の不調をきたしやすい半健康人といえる人が多いのである。とくに，現代社会は，精神的なストレスにより身体的不調を引き起こす心身症を見逃すことはできない。この複雑な要因を包含するなかで，どこまでを健康といい，どこまでを不健康あるいは病気とするか，はっきりとした境界線を引くことは極めて難しく，できないのである。図4－1に示すように，人間は，健康的要素と病的要素の連続したスペクトルを形成していると考え，それぞれ健康的要素と病的要素の占める割合によって健康であったり，病気であったりすると考えるのが妥当である。したがって，私たちは，日常生活のなかで，この健康的要素の占める割合をできるだけ多くするように努力することが大切なのである。

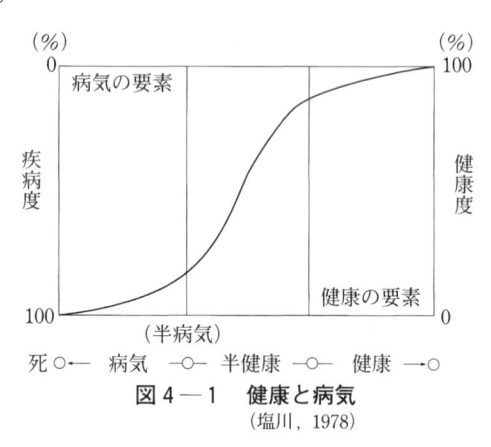

図4－1　健康と病気
(塩川，1978)

生体は，常にそのバランスとホメオスタシスが調整機能によって巧妙に維持されている。このことは，身体的なもののみならず，精神的な面においてもいえることで，これらの調節が良好な状態が真に健康であるといえる。すなわち，身体内におけるさまざまな調節が崩れれば，それが疾病につながる。同様に，精神面においても，知・情・意のバランスがとれ，社会的にも順応して活動できることが健康な状態なのである。昨今のように精神的ストレスの多い状態では，身体的にも，精神的にもバランスが崩れがちである。これが，多くの場合疾病を引き起こす原因となる。

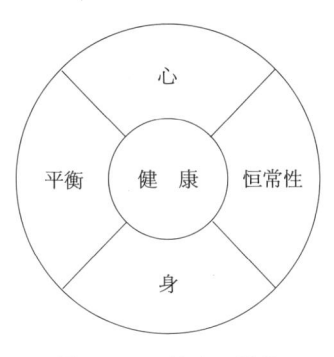

図4―2　健康の要素

　生体の調整機能は，呼吸系も循環器系も排泄系も，自律神経系と内分泌系の作用などによって，すべてホメオスタシスを維持するように働いている。さらに，これら調節系は精神的なホメオスタシスにも深くかかわっている。健康とは，これらのホメオスタシスが順調に維持されている状態であり，この状態が何らかの理由により破綻をきたした場合，疾患につながるのである。

2．日本人の健康状態

(1) 高齢化社会の到来

　今日の日本人の平均寿命は男性78.36歳，女性85.33歳（2003年データ）であり，世界一の長寿国である（図4―3）。この背景には，中高年者の死亡率の低下がある。また，将来の推計をみるとますます高齢者の割合が増加すること

図4－3　諸外国の平均寿命の比較

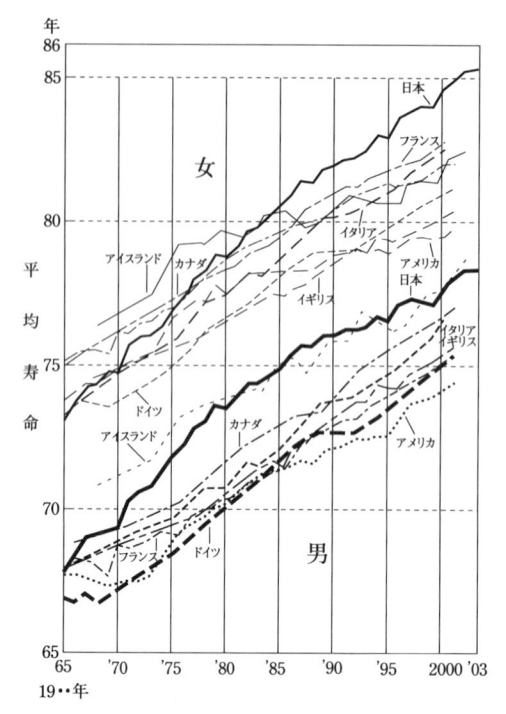

注　1990年以前のドイツは，旧西ドイツの数値である。
（資料　Demographic Yearbook, U.N. 等）

がわかる。すなわち，2020年には65歳以上の高齢者の割合が27.8％，4人に1人が65歳以上の高齢者となり，さらに2040年には，33.2％，3人に1人が高齢者と推計されている（図4－4）。

(2)　疾病構造の変化

死因別死亡率の100年の推移をみると，死因構造の主たるものが感染症からいわゆる慢性疾患へと大きく変化している。第2次世界大戦以前は，結核・胃腸炎・肺炎・脳血管疾患による死亡が多く，悪性新生物や心疾患による死亡は少なかった。しかし，戦後になり結核・胃腸炎・肺炎による死亡が急激に減少し，昭和26年には死因の第1位が結核から脳血管疾患に変わった。結核・胃腸炎はさらに減少し続け，現在では1万人に1人未満の死亡となっている。肺炎

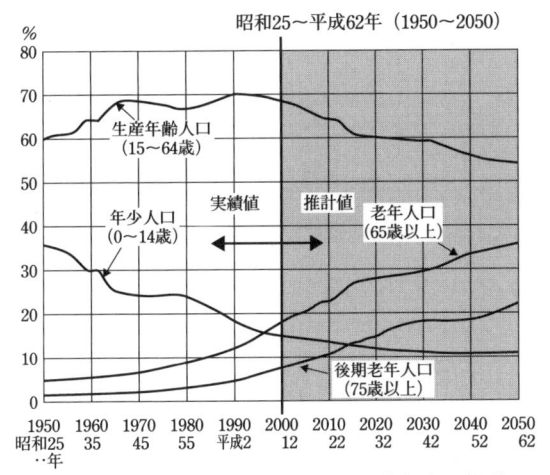

図4－4　年齢3区分別人口構成割合の推移

（資料　昭和25～平成12総務省統計局「国勢調査報告」
「推計人口」平成13年以降国立社会保障・人口問題研究所「日本の将来推計人口（平成14年1月推計）」より中位推計値）

も減少していたが，近年は高齢化に伴い増加傾向にある。一方，悪性新生物や心疾患による死亡は戦後急速に増加し，昭和28年に悪性新生物が死因の第2位，昭和33年心疾患が第3位になり，その後20年間，第1位：脳血管疾患，第2位：悪性新生物，第3位：心疾患の順位が続いた。現在までわが国の3大死因は昭和33年以来変わっていないが，昭和56年に悪性新生物が第1位となり，最近は，脳血管疾患と心疾患の死亡率が同程度となっている（図4－5）。

近年の死因別死亡順位をみると，食生活とのかかわりの強い生活習慣病が上位を占めている（表4－1）。かつて，成人病とよばれていた心臓病，高血圧，糖尿病，悪性新生物などは，中高年者に限らず，乱れた生活習慣の結果として発症し，食習慣を中心にさまざまな生活習慣が極めて密接にかかわっていることが徐々に明らかとなり，現在「生活習慣病」と総称されるようになっている。これら，生活習慣病による死亡が，死因の2／3強を占めているのである。また，主要傷病別受療率の推移からも，結核などの伝染性疾患は減少する一方で，高血圧性疾患，脳血管系疾患，心疾患，糖尿病，悪性新生物などの生活習慣病による受療が年々増加している。

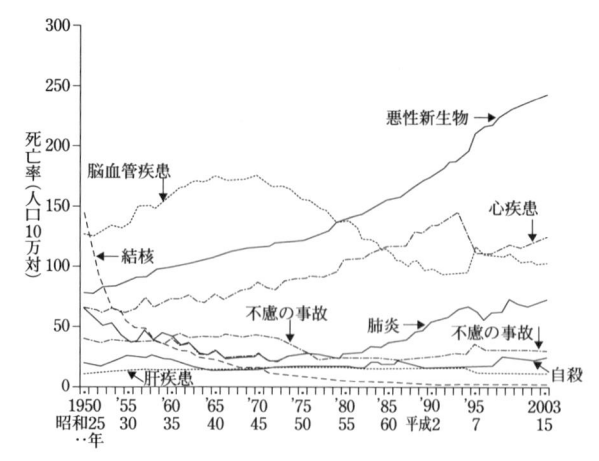

図4-5　主要死因別にみた死亡率（人口10万対）の年次推移
（資料　厚生労働省：人口動態統計）

表4-1　死因順位

平成15年('03)

死因順位	死　　因	死亡数	死亡率（人口10万対）	死亡総数に占める割合(%)
第1位	悪性新生物	309,465	241.7	30.5
2	心疾患	159,406	121.0	15.7
3	脳血管疾患	132,044	103.4	13.0
4	肺炎	94,900	69.4	9.3
5	不慮の事故	38,688	30.7	3.8
6	自殺	32,082	23.8	3.2
7	老衰	23,446	18.0	2.3
8	腎不全	18,797	14.4	1.9
9	肝疾患	15,729	12.3	1.5
10	慢性閉塞性肺疾患	13,617	10.3	1.3

資料　厚生省：平成10年人口動態統計月報年計（概数）の概況

3. 食生活の変遷

(1) 食生活の移り変わり

これまでの食生活の変化を大きく分けると，4つの時期に分けることができる。戦前，戦中，戦後の食料摂取が不足していた時代，その後の食料摂取安定時代，欧米文化到来による洋風化と食料過剰の飽食時代，さらには加工食品・輸入食品の増加等に伴う中食化，外食化時代である。

戦前，戦中，戦後は配給制度により，日常の食材や調味料が配給されていた。米の代わりに雑穀，イモ，豆類が配給された時期もあり，野菜，卵，肉，魚などはほとんど手に入らなかった。そのため，空き地を利用した家庭菜園や公共の土地を活用した菜園が奨励され，それぞれの食料確保のための指導が行われていた。多くの人の栄養状態が極度に低下していた時期である。

昭和22年以降，徐々に食生活は改善されていった。その背景には昭和22年の栄養士法，昭和27年の栄養改善法の導入などがある。しかし，昭和30年代半ばまでは主食が偏重された時代であった。とはいえ，食料事情は改善され昭和35年頃の景気の上昇も手伝って，食料不足の時代は終わった。

その後，所得倍増政策が進み，家計が潤い，食生活の急速な変化が起こる。すなわち，それまでの米を中心とした主食型の食生活から，副食品多食型への変化である。昭和40年代になると，米余り現象が起き，それまで，輸入していた米を，昭和44年からは輸出するようになった。この背景には，景気の上昇に伴うパン食の導入，卵，牛乳，肉などの動物性食品の増加による食生活の洋風化もある。図4-6に昭和の食物摂取パターンの変遷を示したが，40年代に，主食中心の伝統型生活から，副食品多食型の近代型食生活へと大きく移行していることがわかる。その後さらに，インスタント食品，冷凍食品などの登場によりさまざまな食品を手軽にいつでも手に入れることができる食料過剰の飽食時代へと進んだ。また，食生活の洋風化に伴い，昭和50年代に入ると，肉，乳製品，油脂類，果実などの摂取が急増し，それまでの2～3倍の摂取となり，脂肪の摂取が増加した。このころ死因別死亡率の順位に変化がみられ，食生活

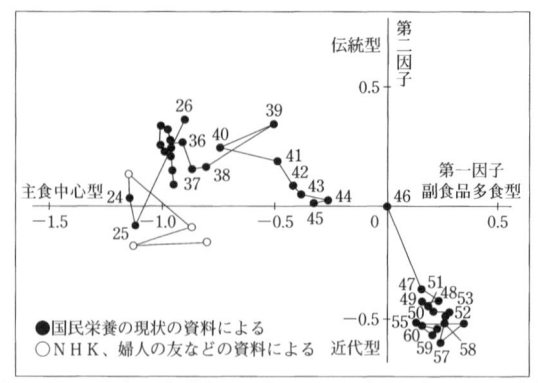

図4—6　昭和の食物摂取パターンの変遷（昭2〜60年）
（石毛・小松・豊川編：『昭和の食』p.114, ドメス出版, 1989）

と疾病の因果関係などから，栄養素等摂取のアンバランスが指摘されるようになった。

　近年は，核家族化や，老人世帯・一人暮らしの増加，女性の社会進出，家庭のあり方の変化を背景に，食生活が大きく変化した。すなわち，近年のグルメ志向も手伝って外食の割合が年々増加傾向を示している。また，ますます，インスタント食品や冷凍食品などの半加工品が増加し，さらにはコンビニエンスストアーの登場により，調理済み食品も数限りなく増加し，中食産業が急成長している。現在は，家庭料理，家族一緒の食事を懐かしいと思う時代なのである。

(2)　**栄養素等摂取状況の推移と日本人の栄養問題**

　私たちの食生活は，その時々の社会情勢によって大きく変化する。経済の発展とともにさまざまな食品や料理が出回るようになり，食に関するサービスもさまざまに発展してきた。食や健康に関する情報も豊富であり，一人ひとりの生活に対する意識も変化し，食生活のスタイルも多様化している。

　このような背景のなか，日本人の食生活の現状を把握し，今後の健康対策に活かすことを目的に，昭和20年以来，国（旧厚生省，現厚生労働省）が国民栄養調査（平成15年度より国民健康・栄養調査）を実施している。これは，国民の健康状態，栄養摂取と経済負担との関係の実態把握，栄養状態の科学的根拠に基

1. 健康と栄養

表4-2 栄養素等摂取量の年次推移

		昭和30年	昭和35年	昭和40年	昭和45年	昭和50年	昭和55年	昭和60年	平成2年	平成7年	平成12年	平成14年
エネルギー	kcal	2104	2096	2184	2210	2226	2119	2088	2026	2042	1948	1930
たんぱく質総量	g	69.7	69.7	71.3	77.6	81.0	78.7	79.0	78.7	81.5	77.7	72.2
動物性	g	22.3	24.7	28.5	34.2	38.9	39.2	40.1	41.4	44.4	41.7	39.0
脂質 総量	g	20.3	24.7	36.0	46.5	55.2	55.6	56.9	56.9	59.9	57.4	54.4
動物性	g	—	—	—	20.9	26.2	26.9	27.6	27.5	29.8	28.8	27.2
炭水化物	g	411	399	384	368	335	309	298	287	280	266	271
カルシウム	mg	338	389	465	536	552	539	553	531	585	547	546
鉄	mg	14.0	13.0	—	—	10.8	10.4	10.8	11.1	11.8	11.3	8.1
食塩	g	—	—	—	—	13.5	12.9	12.1	12.5	13.2	12.3	11.4
ビタミンA	IU	1084	1180	1324	1536	1889	1986	2188	2567	2840	*981	*939
ビタミンB$_1$	mg	1.16	1.05	0.97	1.13	1.39	1.37	1.34	1.23	1.22	0.89	0.87
ビタミンB$_2$	mg	0.67	0.72	0.83	1.00	1.23	1.21	1.25	1.33	1.47	1.22	1.21
ビタミンC	mg	76	75	78	96	138	123	128	120	135	106	101

＊mgRE（レチノール当量）

づく把握のために，栄養素等摂取状況と食品群別摂取量を求め，栄養状態の改善，体位の向上などのための基礎資料としているものである。この栄養調査は，平成7年，これまでの世帯別食事調査から個人別の食物摂取状況を重視した調査へと変わった。これは，前述のような食生活の変遷に伴い，同一世帯のなかでも，個食が進み，年代，性別の違いによって食物摂取状況に差がみられるようになったからである。

　昭和30年から平成14年までの国民栄養調査成績を表4-2に示した。

　エネルギー摂取状況は，昭和40年代から昭和50年にかけて2,200kcal／日／人とピークとなり，戦後においてはいつの時代も充足されている。近年の減少は，健康志向および若年者のダイエット志向の強まりによると考えられる。また，近年はその充足状況がほぼ100％と良好である。しかし，充足状況を詳細に検討すると，充足率が80％未満の不足者の割合が1割以上，120％以上の過剰者が2.5割程度と，不適切な摂取状態の者が多いのも事実である。これらは，生活習慣病等の予防の面からも改善すべき点の一つである。

　たんぱく質摂取量は，昭和30年代の70ｇから50年代に80ｇへと増加し，その後ほぼ一定量を保っていたが，近年減少している。総たんぱく質摂取量に対する動物性たんぱく質の割合は，昭和30年代30％，40年代40％，50年代50％と

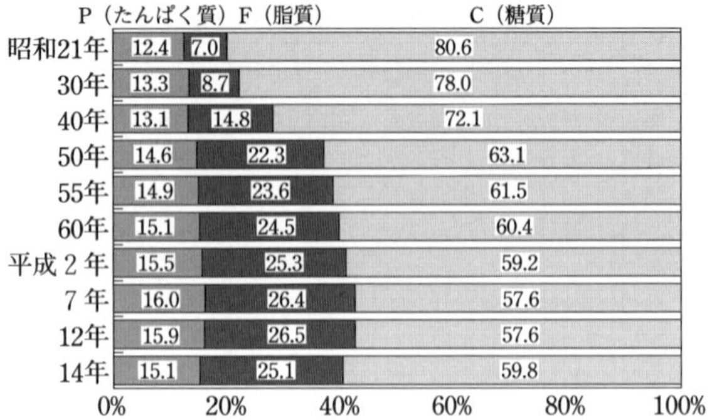

	P（たんぱく質）	F（脂質）	C（糖質）
昭和21年	12.4	7.0	80.6
30年	13.3	8.7	78.0
40年	13.1	14.8	72.1
50年	14.6	22.3	63.1
55年	14.9	23.6	61.5
60年	15.1	24.5	60.4
平成2年	15.5	25.3	59.2
7年	16.0	26.4	57.6
12年	15.9	26.5	57.6
14年	15.1	25.1	59.8

図4－7　エネルギーの栄養素別摂取構成比（年次推移）

年々増加してきたが，以降は大きな増加はない。

　脂質の摂取量も，たんぱく質の摂取量と同様に年々増加してきたが，近年減少傾向を示している。昭和30年代20ｇ程度であった脂質摂取量は，40年代40ｇ台，50年代50ｇ台と急激に増加し，今日，約60ｇである。エネルギー摂取量にはあまり大きな変化はないが，やはり近年微減傾向にある。エネルギー摂取のＰ（たんぱく質），Ｆ（脂質），Ｃ（糖質）比率をみると，脂質エネルギー比が急激に増加し，その逆に，糖質エネルギー比が年々減少していることがわかる（図4－7）。

　炭水化物の摂取量は，表4－2からわかるように年毎に減少している。たんぱく質摂取量，脂質摂取量の増加がその原因である。これら，炭水化物摂取の減少，ＰＦＣ比の変化などは，疾病構造の変化，すなわち悪性新生物の増加やその他生活習慣病の増加などと関係があると考えられる。

　カルシウムを除くほとんどのビタミン，ミネラルは昭和50年以降ほぼ充足されている状況にある。飽食時代といわれるようになって久しいが，わが国のカルシウム摂取状況は，徐々に改善されつつあるものの平成14年度の国民栄養調査結果にも示されるように未だ食事摂取基準に達していない（図4－8）。高齢化社会に伴い，骨粗鬆症患者が増加しているが，骨粗鬆症は生活習慣病の一つであり，カルシウム摂取不足と深く関係していると考えられる。

　食塩摂取量の年次推移を図4－9に示した。昭和60年初期までは徐々に減少

1. 健康と栄養   117

図4-8　カルシウム摂取量の年次推移
（国民栄養調査結果）

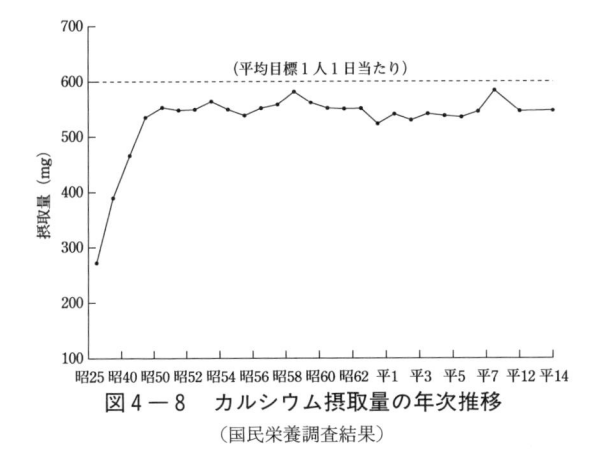

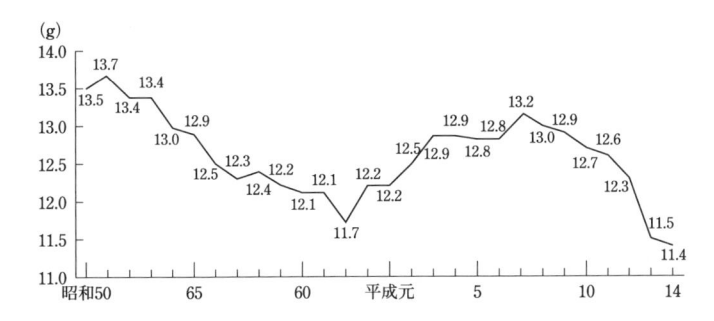

図4-9　食塩摂取量の年次推移（全国平均1人1日当たり）

傾向にあったが，それ以降，減少傾向が逆転し，増加，横ばいの傾向であったが，再び減少に転じている。食塩摂取は高血圧予防の観点から，10g未満を目標とされていることから十分な注意が必要である。

さらに，栄養素等摂取状況に基づく食生活上の問題点以外にも，さまざまな食生活上の問題点がある。例えば，外食率の増加，朝食の欠食，不規則な生活，運動量の低下などである。これらは，アンバランスな栄養素等摂取の原因や，生活習慣病の原因になっている。

以上のことからもわかるように，「食べ物」が命と健康の源であるからこそ，充実した一生を送るために，食生活にかかわる正しい知識を身につけ，それを実践することが必要なのである。

2. 栄養素と栄養

1. 栄養素と栄養とは

人間は，毎日いろいろな食べ物を食べている。それは，人の体を構成している物質，あるいは人の生命活動に使われるエネルギーが，食べ物に含まれている成分を材料にしてつくられているからである。人は，植物や他の動物が作った複雑な物質（成分）を食べ物として摂取し，消化により徐々に小さな物質に変え，吸収し，人が必要とする物質につくり変え，利用しているのである。したがって，人は食べ物の摂取なしには生きていけないのである。

この生体が生きていくために必要な成分を栄養素といい，それを人が利用する営みを栄養という。栄養素には糖質，脂質，たんぱく質，無機質（ミネラル），ビタミンがあり，一般にこれらを五大栄養素とよんでいる。このほか，水も栄養素同様に生体にとって重要である。また，最近，食物繊維のさまざまな生理機能が明らかとなり，注目されている。

2. 栄養素とそのはたらき

栄養素には，生命維持にかかわる三つの大きな役割がある。すなわち，「エネルギー産生」「身体構成成分」「身体の機能調節」である。エネルギー源となる栄養素は糖質，たんぱく質，脂質である。これらは生体にとって極めて重要でかつ多量に必要とされるので三大栄養素とよばれている。身体を構成する成分となるのはたんぱく質，脂質，無機質である。また，身体の機能を調整する成分となるのはたんぱく質，無機質，ビタミンである。栄養素とその生体内での機能を図4—10に示した。

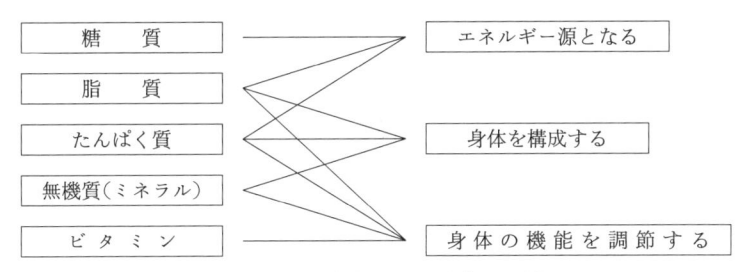

図4—10 栄養素とその体内での働き

(1) 糖質

1) 糖質の種類　人が最も多く摂取している栄養素が糖質である。糖質の多くは，植物が二酸化炭素と水から太陽光線のエネルギーを利用してつくり出し，蓄えたものである。糖質を分類すると単糖類，少糖類（オリゴ糖），多糖類に分類することができる（表4—3）。

単糖類は，糖質の最小単位で消化酵素によってこれ以上分解されない。また，糖質の代謝の中心であるエネルギー産生も，単糖類が主役となって行われている。三炭糖，四炭糖，五炭糖，六炭糖，あるいは七炭糖などがあるが，栄

表4—3 糖質の種類

単糖類	D-グルコース，D-マンノース，D-フラクトース，D-ガラクトース
二糖類	麦芽糖，乳糖，しょ糖
多糖類	でんぷん，グリコーゲン

養素として重要なものは主に六炭糖であり食品中に多く含まれている。ぶどう糖（グルコース）は，すべての糖質のなかで最も重要で，体内におけるエネルギー産生の主役である。

少糖類は単糖類が2～10個程度結合したもので，栄養学的に重要なのは二糖類の麦芽糖，しょ糖，乳糖である。しょ糖（スクロース）は砂糖の成分で，最も重要な甘味料である。生活水準の向上に伴い，しょ糖の消費量が増加し，虫歯や肥満などの弊害がもたらされ，過剰摂取にならないよう注意が必要とされている。

多糖類は単糖類が多数結合した高分子化合物で種類が多い。主な多糖類はぶどう糖が多数結合したでんぷんで，穀類，芋類，豆類などの植物中にその貯蔵エネルギーとして蓄えられており，世界のほとんどの国で主食として食されている。エネルギー源として人が最も多く摂取している栄養素である。

2）**糖質の消化吸収と体内利用**　摂取した食物は，まず口腔内で咀嚼され唾液と混和される。そして，唾液中の消化酵素（唾液アミラーゼ）により食物中のでんぷんは少し分解される。食道・胃を通過し，小腸に移動したでんぷんは，膵液アミラーゼによってさらに消化され，順次小さな分子へと分解されて二糖類の麦芽糖となる。また，摂取した食物中には他の二糖類も含まれており，麦芽糖とともに消化の最終段階である膜消化が行われ，それぞれ単糖類に分解される。そして分解されると同時に吸収される。

吸収された単糖は肝臓へ運ばれ，そこですべてぶどう糖に変換される。その後ぶどう糖は，血液によって体のすみずみまで運ばれ，エネルギー源として利用（4 kcal／g）されたり，肝臓や筋肉でエネルギー貯蔵体であるグリコーゲンに変換され蓄えられたりする。また，利用されなかった余分のぶどう糖からはエネルギー源の貯蔵方法として最も優れた物質である脂肪が合成され，貯蔵脂肪となって蓄積される。

ぶどう糖はエネルギー産生の場で極めて重要である。そのために，各組織で消費されたぶどう糖がすぐに補えるように，血液中には常に一定量のぶどう糖が含まれるように調節されている。血液中に存在するぶどう糖のことを血糖，

その値を血糖値といい,正常値は血液の約0.1%で,空腹時で80～100mg/dlである。血糖値が正常より高くなるとホルモンのインスリンがぶどう糖からのグリコーゲン合成や脂肪合成を促進したり,代謝によるぶどう糖の消費を増大させ,血糖値を下げるように働く。また,血糖値が正常値より低くなった場合は,グルカゴン,アドレナリンなどによって肝臓グリコーゲンの分解などを促進し,血糖値を上昇させる。このようにして血糖値は常に一定に保たれている。

(2) 脂　　質

1) **脂質の種類**　脂質とは,水に溶けず,エーテルなどの有機溶媒に溶ける物質の総称であり,分子内に必ず脂肪酸を含んでいる。脂質にはさまざまな種類があり多くの動植物の生体成分である。脂質は単純脂質,複合脂質,誘導脂質に分類されるが,食品中に含まれている脂質のほとんどは単純脂質の中性脂肪(油脂)で栄養上極めて重要である。リン脂質やステロール類は,種子内や動物の皮下,脳,神経に存在しており,細胞膜の構成成分として,あるいはホルモンとして生体機能調節において重要な役割を果たしている。

2) **脂肪酸の種類**　脂質中には必ず脂肪酸が含まれている。脂質を構成している主な脂肪酸を表4―4に示した。脂肪酸には飽和脂肪酸と一価(単価)

表4―4　主な脂肪酸

分　類	名　称	炭素数	二重結合数	所　在
飽和脂肪酸	酪酸 ラウリン酸 ミリスチン酸 パルミチン酸 ステアリン酸	4 12 14 16 18	0 0 0 0 0	バター バター,ヤシ油 動・植物油 動・植物油 動・植物油
一価不飽和脂肪酸	オレイン酸 ドコセン酸	18 22	1 1	動・植物油 なたね油
多価不飽和脂肪酸	リノール酸 リノレン酸 アラキドン酸 イコサペンタエン酸(EPA) ドコサヘキサエン酸(DHA)	18 18 20 20 22	2 3 4 5 6	動・植物油 大豆油 卵黄,肝油 魚油 魚油

不飽和脂肪酸，多価不飽和脂肪酸がある。飽和脂肪酸は動物性の脂質に多く含まれており，不飽和脂肪酸は植物性の脂質に多く含まれている。

多価不飽和脂肪酸はn-6系脂肪酸（アラキドン酸，リノール酸他），n-3系脂肪酸（α-リノレン酸，イコサペンタエン酸他）などに分類することができる。n-3系脂肪酸，n-6系脂肪酸から体内で合成される生理活性物質が異なることから両者とも健康の維持に重要で，摂取する割合もn-3系脂肪酸：n-6系脂肪酸が1：4～5が望ましいとされている。

不飽和脂肪酸のうち，動物の成長に欠くことができず，生体内でホルモン様の重要な生理活性をもっている不飽和脂肪酸を必須脂肪酸というが，これらは体内で全く合成されないか，合成できても十分量合成することができないため，摂取が不足するとさまざまな障害がおこる。狭義の必須脂肪酸はリノール酸，α-リノレン酸，アラキドン酸の三つをさすが，最近ではその生理活性の強さからイコサペンタエン酸（EPA），ドコサヘキサエン酸（DHA）を含めることもある。

3）**脂肪の消化吸収と体内利用**　脂肪の消化は胃で始まる。脂肪は消化酵素の胃リパーゼによって少し分解され，少し小さな脂肪分子となって小腸へ移動する。小腸上部では胆嚢から分泌される胆汁と混和され，脂肪は消化酵素の作用を受けやすくなる。そして膵液中の脂肪分解酵素のステアプシン（膵液リパーゼ）によって分解され，グリセリンと脂肪酸に分かれる。グリセリン，脂肪酸は，コレステロール，胆汁と一緒になって団子状のミセルとよばれる塊をつくり小腸内を移動する。ミセルは小腸粘膜にぶつかると壊されてグリセリン，脂肪酸が吸収される。

吸収されたグリセリン，脂肪酸は，再び中性脂肪を合成しコレステロールやリン脂質と結合しリポたんぱく質となって食物由来の中性脂肪や体内で合成した中性脂肪を運搬したり，肝臓からコレステロールを全身に運び分配したり，末梢組織で不要あるいは余分となったコレステロールを回収したりしている。また，一部の脂肪酸とグリセリンは肝臓に運ばれ，他の物質に変換されてエネルギー源（9 kcal／g）として利用される。さらに，肝臓および小腸ではコレ

ステロール合成に利用される。コレステロールは，胆汁酸合成，性ホルモン合成，ビタミンD合成，細胞膜構成材料に利用されるなど生体にとって極めて重要な物質である。

(3) たんぱく質

1) **たんぱく質の種類**　人間をはじめとする動物の体を構成している主な物質がたんぱく質である。たんぱく質は，約20種類のアミノ酸がさまざまな組み合わせや，配列で多数結合した高分子物質で，多くの動物性食品に含まれている。

たんぱく質の分類方法はさまざまある。たんぱく質は，その形状によって球状たんぱく質（ヘモグロビン，アルブミン，グロブリン他）と繊維状たんぱく質（コラーゲン，エラスチン，ケラチン他）に分類することができる。また，たんぱく質を構成している成分によって，単純たんぱく質，複合たんぱく質，誘導たんぱく質に分類することもできる。このほかたんぱく質の機能によって構造たんぱく質（コラーゲン，ミオシン他），呼吸たんぱく質（ヘモグロビン，ミオグロビン他）などに分類する方法もある。

2) **たんぱく質を構成するアミノ酸**　人のたんぱく質を構成するアミノ酸は20種類で，ヒトの体内では合成することのできない必須アミノ酸（表4－5の＊印）と，合成可能な非必須アミノ酸に分類できる。20種類のアミノ酸はそれぞれ異なった性質をもっており，なかには甘味，苦味，旨味などの特有の味をもつものがあり，食品の味を決める要素になっている。

3) **たんぱく質の消化吸収と体内利用**　たんぱく質の消化は胃で始まる。胃酸によってたんぱく質は変性（球状構造が長くほぐれるなど）し，消化酵素の

表4－5　アミノ酸の種類

グリシン	アラニン	＊バリン	＊ロイシン
＊イソロイシン	セリン	＊トレオニン	アスパラギン酸
アスパラギン	グルタミン酸	グルタミン	＊リジン
アルギニン	システイン	＊メチオニン	＊フェニルアラニン
チロシン	＊ヒスチジン	＊トリプトファン	プロリン

＊：必須アミノ酸

働きを受けやすくなる。そしてたんぱく質分解酵素のペプシンによって荒く切断される。その後，小腸上部に送り出されると，膵臓から分泌されるトリプシン，キモトリプシンや小腸から分泌されるカルボキシペプチダーゼによってさらに細かく切られ，アミノ酸が数個結合しているペプチドとなる。ペプチドは小腸粘膜へ移動しアミノペプチダーゼ，ジペプチダーゼなどによって膜消化され，一つひとつのアミノ酸に分かれる。それと同時にアミノ酸は吸収される。なお，人の消化管もたんぱく質によって構成されているが，消化管の表面は糖たんぱく質を主成分とする物質に覆われており，消化酵素の作用を受けないようになっている。

吸収されたアミノ酸は肝臓へ運ばれる。肝臓では，一部，肝組織となって貯蔵される。その他は，血中に放出され各組織で組織たんぱく質や酵素，ホルモン，免疫抗体の合成に利用される。各組織では，常に古い組織たんぱく質と新しい組織たんぱく質の入れかえが行われているのである。さらに，組織たんぱく質合成に利用されなかったアミノ酸はエネルギー源（4 kcal／g）として利用される。この時，生体にとって有害なアンモニアができるが，肝臓にある尿素回路によって無害な尿素につくり変えられ，血液を循環し腎臓から尿中に排泄される。

　4）**たんぱく質の栄養価**　　各食品に含まれているたんぱく質の種類はそれぞれ異なり，したがってアミノ酸の組成も異なる。アミノ酸のうち必須アミノ酸は体内で合成することができないので，必ず食品から摂取しなければならない。そのため必須アミノ酸の含まれている量とバランスによってたんぱく質の栄養価が異なる。たんぱく質の栄養価はすべての必須アミノ酸を最低必要量以上含んでいるか，さらにそのバランスが良いかによって決められる。図4―11は，その例を示しているが，最低必要量に満たないアミノ酸があると，十分量あるアミノ酸が複数個あったとしても，その最も少ない量のアミノ酸までの効力しか発揮できない。

　一般に動物性たんぱく質の栄養価は高く，植物性たんぱく質の栄養価は低い。日常の食生活におけるたんぱく質摂取を考えたとき，重要なことはその質

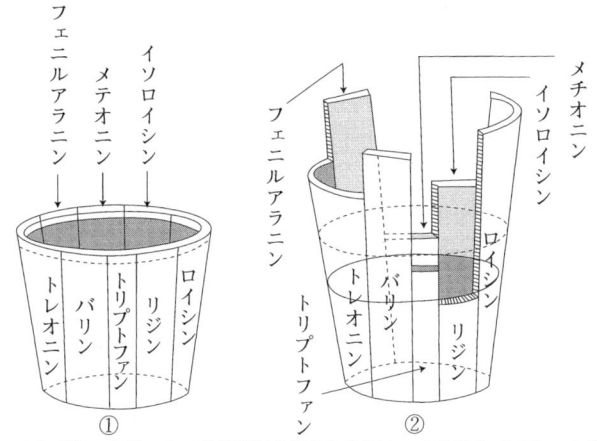

① それぞれの必須アミノ酸必要量を満たした板をつなぎ合わせて作った樽
　最上部まで満たんに水がくめる
② 例えば"米"中の必須アミノ酸の量にあたる板をつなぎ合わせて作った樽
　リジンが最も少ないのでそこまでの量の水しかくめない

図4－11　必須アミノ酸の樽
（中村延生蔵：必須アミノ酸研究　No.81 1970）

と量である。すなわち、食品を組み合わせることで、それぞれの食品に含まれるアミノ酸が集まって、互いに不足の必須アミノ酸を補い、全体でその効力を発揮し、栄養価を総合的に高めることができる。したがって日常の食生活では食品を上手に組み合わせることが重要である。

(4) 無　機　質

　無機質は生体の機能調節に必須の栄養素である。体にはほとんどすべての元素が存在するが、人体を構成している主要元素の酸素（O）、炭素（C）、水素（H）、窒素（N）以外すべてが無機質であるが、体のわずか約4％を占めるにすぎない。代表的な無機質は、カルシウム（Ca）、リン（P）、硫黄（S）、カリウム（K）、ナトリウム（Na）、塩素（Cl）、マグネシウム（Mg）、鉄（Fe）、亜鉛（Zn）、銅（Cu）、コバルト（Co）、セレン（Se）、マンガン（Mn）である。

　それぞれの無機質は、体内にごく微量ずつしか存在しない（表4－6）が、さまざまな生理作用を営んでいる。これらは植物も動物も合成することができず、地球上を循環しているだけである。人が必要量の無機質を確保するために

表4-6 人体の構成元素

元素	含有量(%)	元素	含有量(%)
酸素(O)	65	鉄(Fe)	0.004
炭素(C)	18	銅(Cu)	0.00015
水素(H)	10	マンガン(Mn)	0.00013
窒素(N)	3	ヨウ素(I)	0.00004
カルシウム(Ca)	1.5	コバルト(Co)	存在
リン(P)	1.0	フッ素(F)	〃
カリウム(K)	0.35	亜鉛(Zn)	〃
硫黄(S)	0.25	モリブデン(Mo)	〃
ナトリウム(Na)	0.15	セレン(Se)	〃
塩素(Cl)	0.15		
マグネシウム(Mg)	0.05	リチウム(Li)，ストロンチウム(Sr)，アルミニウム(Al)，ケイ素(Si)，鉛(Pb)，ヒ素(As)，ホウ素(B)など	痕跡
計	99.45	計	0.55

は，植物や動物に蓄えられたさまざまな無機質を食物として摂取して，体内に取り込まなければならない。食品ごとに含まれている無機質の種類と量は異なるので，広範囲な食物を摂取し種々の無機質を補給しなければならない。

1) 無機質の種類とはたらき

a．カルシウム [Ca]：カルシウムは生体内の無機質のなかで量が最も多く，体重の約1.5～2％で，成人では体内に約1kg含まれる。その内の約99％が骨や歯に存在し硬組織を形成すると同時に，カルシウムの貯蔵庫としての役割を果たしている。残りのわずか1％弱のカルシウムは血液，筋肉，神経などの組織に含まれている。

この1％足らずのカルシウムが生命活動に直接関与しており，その役割としては，神経の鎮静作用，血液凝固作用，筋肉収縮作用，浸透圧の調節作用，酵素賦活作用などがある。したがって，血液中のカルシウム量は常に約10mg/dlになるように調節されている。血液中のカルシウム量が少しでも低下すると，カルシウム代謝調節ホルモンの作用によって，骨に蓄えられていたカルシウムを溶かし出したり，腸管からのカルシウムの吸収量を高めたりするなどして，

血液中のカルシウム量を一定に調節しているのである。カルシウムを多く含む食品には、牛乳および乳製品、骨ごと食べられる小魚、大豆製品などがある。とくに乳・乳製品はカルシウムの利用率が高い。また、カルシウムの吸収にはビタミンDが関与することから、ビタミンDの摂取が不足しないように心がけることも重要である。

　b．リン [P]：リンは、カルシウムに次いで生体内に多く存在する無機質で、体重の約1％を占め、成人では体内に約0.5kg含まれる。その約80％がカルシウムと結合して骨や歯に存在している。残りの約20％は生体のあらゆる組織に含まれており、体液の酸アルカリ平衡の維持、ＡＴＰをつくりエネルギーを蓄える、細胞膜の成分であるリン脂質を合成する、補酵素を合成するなど生命活動に必須である。リンは、多くの食品に含まれており、とくに加工食品や半調理済み食品などのなかに多く含まれている。通常ではリンの摂取が不足することはなく、むしろ過剰になる危険性がある。また、リンの摂取が多くなりすぎると、カルシウムの腸管からの吸収を妨げるなどの問題が出てくる。

　c．鉄 [Fe]：鉄は、体内にはごく微量しか含まれず成人で約4ｇにすぎないがその役割は極めて重要である。体内の鉄量の約70％が赤血球中のヘモグロビンに含まれ、肺から各組織への酸素運搬を行っている。残りの約30％は肝臓、筋肉、骨髄に存在し、そのほとんどが貯蔵鉄として肝臓に含まれている。肝臓中の鉄はたんぱく質のフェリチンのなかにあって、必要に応じてフェリチンから鉄を血液中に放出している。筋肉にある鉄は血液中の酸素を細胞内に取り込む働きをしている。体内に鉄が不足すると、鉄欠乏性貧血になるほか疲れやすくなったりする。鉄を多く含む食品の代表はレバー、ほうれん草である。一般に、動物性食品中の鉄のほうが植物性食品中の鉄より吸収が良いといわれているが、植物性食品中の鉄も肉や魚を一緒に摂取することによって吸収が良くなる。また、ビタミンCによって鉄の吸収は促進される。

　d．ナトリウム [Na]：ナトリウムは、成人体内に約100ｇ含まれる。主に塩化ナトリウム（食塩）、炭酸水素ナトリウムの形で、血液、リンパ液、消化液などに存在し、体内の酸アルカリ平衡の維持、浸透圧の調節、神経の刺激感

受性，筋肉の収縮などの役割を担っている。なお，体内のナトリウム量は，尿中に排泄するナトリウム量によって調節されている。ナトリウムは多くの食品に含まれており，食塩の主成分である。日本人の食生活ではナトリウムが不足することはなく，むしろ過剰摂取が問題となっており，高血圧や脳卒中の原因として問題視されている。

　e．塩素［Cl］：塩素は，成人の体内に約150ｇ含まれる。主に塩化ナトリウム（食塩）や塩化カリウムとして体液中に含まれている。主に胃酸の成分として利用される他，体内の酸アルカリ平衡の維持，浸透圧の調節などに利用される。体内の塩素が不足すると，胃液の酸度が低下して食欲不振や消化不良を起こす。塩素はナトリウムとともに，食塩として多くの食品中に含まれている。

　f．カリウム［K］：カリウムは，成人の体内に約200ｇ含まれる。主に，リン酸塩やたんぱく質と結合し，細胞内に存在する。主な働きは心臓および筋肉の機能調節で，このほか，体内の酸アルカリ平衡の維持，浸透圧の調節などにも関与する。体内のカリウムが不足すると筋力が低下する。カリウムは，植物性食品中に広く分布するが，とくにバナナ，じゃがいも，大豆に多く含まれている。

　g．ヨウ素［I］：ヨウ素は，成人体内に約25mgとごく微量含まれる。ヨウ素はエネルギー代謝や成長期の発育促進に関与する甲状腺ホルモンの成分である。不足すると甲状腺腫をおこす。ヨウ素は，海藻および魚介類に多く含まれており，日本人の食生活ではほとんど不足することがない。

　h．マグネシウム［Mg］：マグネシウムは，成人体内に約30ｇ含まれ，その約70％がリン酸マグネシウムや炭酸マグネシウムの形で骨に存在する。残りの約30％が筋肉，脳，神経，血液中にある。マグネシウムの作用は，刺激に対する筋肉の興奮性の調節や，ある種の酵素の活性化である。慢性的な欠乏状態は，虚血性心疾患の原因になるともいわれている。果物，野菜，種実などの植物性食品中に多く含まれている。

　i．銅［Cu］：銅は，成人体内に約100mg含まれ，心臓，肝臓，腎臓に多い。銅は鉄の代謝に必須で，骨髄でヘモグロビンがつくられるのを助ける他，腸管

からの鉄の吸収を促進する。銅が不足するとヘモグロビンの合成が減少し貧血の原因となるが，日本人の食生活では，銅が不足することはほとんどない。レバー，豆類に多く含まれている。

　j．**亜鉛 [Zn]**：亜鉛は，成人体内に約2g含まれており，皮膚，肝臓，腎臓に多い。インスリンなど多くのホルモンの成分として重要であるほか，皮膚・骨格の発育に必要である。不足すると味覚障害や脱毛を起こすが，日本人の食生活においては，ほとんど不足することはない。かき，レバー，豆類などに多く含まれている。

　2）**無機質の吸収**　　一般的に，無機質は胃酸によってイオン化され可溶化し，主に腸管から吸収される。無機質は，腸管膜に存在するある種のたんぱく質と結合することで腸管膜の下の血管に運ばれ，吸収されるのである。吸収された無機質は，肝臓を経て血液によって全身に運ばれる。

　(5)　**ビ タ ミ ン**

　ビタミンは，体の発育や活動を正常化する機能をもち，非常に微量で作用を発揮する栄養素である。ビタミンは，人の体内で合成できないか，合成できても十分量合成することができない。そのために人は，動物や植物が合成し蓄積したビタミンを食物から摂取する必要がある。ビタミンの作用は，酵素やホルモンに似ているが，体内で合成できないことから，これらと区別している。

　1）**ビタミンの種類とはたらき**　　ビタミンは，その性質の違いから脂溶性ビタミンと水溶性ビタミンに分類される。脂溶性ビタミンは水に溶けず，油脂に可溶で，油脂に溶けた形で肝臓など体内に蓄えることが可能であり，過剰摂取による弊害に注意が必要である。一方，水溶性ビタミンは水に可溶で，多く摂取した分は尿中に排泄されるため，体内に蓄えることができないので，毎日摂取する必要がある。また，ビタミンではないが体内で特定のビタミンに転換される物質があり，これをプロビタミン（ビタミン前駆体）という。

　〔脂溶性ビタミン〕

　a．**ビタミンA（レチノール）**：ビタミンAは，皮膚，とくに粘膜の組織と眼の機能とを正常に保つ働きがあり，光の刺激を脳に伝えるために必要なロド

プシンという物質の再合成に必要である。ビタミンAが体内で不足すると，夜盲症となるのはこのためで，症状が進むと失明することもある。このほか，欠乏症には角膜乾燥症，皮膚・粘膜の傷害，子どもの発育障害などがある。また，近年，過剰摂取の害として胎児の奇形が報告されている。ビタミンAは動物界にのみ分布し，特に肝臓（レバー）に多く含まれる。植物界にはカロテンとして存在し，動物の体内でビタミンAに変換される。カロテンはプロビタミンAで，その効力はビタミンAの約1／3程度である。カロテンは緑黄色野菜に多く含まれている。なお，ビタミンA，カロテンは，脂質とともに摂取するとその利用効率は高まる。

　b．ビタミンD（カルシフェロール）：ビタミンDは，小腸からのカルシウムの吸収を促進し，さらに骨や歯へのカルシウムの沈着を促進する。ビタミンDが不足するとくる病や骨軟化症になる。ビタミンDを多く含む食品は肝油，卵黄，バター，脂肪の多い魚（いわし，ぶり，さんまなど）である。一方，紫外線にあたることで人の皮下でプロビタミンD（7-デヒドロコレステロール）から合成される。体内で実際に生理機能を有するのは，肝臓および腎臓において活性化された活性型ビタミンDである。

　c．ビタミンE（トコフェロール）：ビタミンEは，体内の脂質酸化防止，老化防止作用があるといわれている。この抗酸化作用を期待して，食品の酸化防止のために，さまざまな食品に添加されるようになった。ビタミンEが不足すると，動物では不妊や流産の原因となるほか，貧血や皮膚炎となることがある。

　d．ビタミンK（フェロキノン）：ビタミンKの主な作用は，血液凝固に関与するプロトロンビンの生成調節である。また，この他解毒作用や利尿作用，骨基質合成の促進作用などがある。不足すると血液凝固不全や出血性疾患になる。主に緑黄色野菜や納豆に含まれるが，食品から摂取される他，腸内細菌によっても合成される。

〔水溶性ビタミン〕

　e．ビタミンB_1（チアミン）：ビタミンB_1は，組織内における糖質代謝に必

要な補酵素として働く。ビタミンB_1が不足すると，エネルギー産生過程でのピルビン酸の変換が阻害され，体内にピルビン酸が蓄積されることになる。ピルビン酸が体内に蓄積されると神経や筋肉に障害を与え，脚気や倦怠感，疲労感をおこす原因となる。欠乏症としては脚気の他，消化不良，食欲減退，体重減少などがある。ビタミンB_1は，胚芽，豆類，肉類（とくに豚肉）に多く含まれている。精白米にはごく少量しか含まれないため白米の摂取が多い場合不足しがちであるが，米の胚芽と外皮に多く含まれているため，胚芽米にはビタミンB_1が多い。また白米にビタミンB_1を添加した強化米が市販されていて，これを少量白米に混ぜると十分量摂取することが可能である。ビタミンB_1は水に溶けやすく，加熱に対してもやや不安定なため，調理法によって異なるが，調理による損失があるといわれている。

　f．ビタミンB_2（リボフラビン）：ビタミンB_2は，糖質，脂質，たんぱく質の代謝の補酵素として作用する。また，発育促進作用もある。欠乏すると，口唇炎，舌炎，口角炎，発育障害，体重減少などがおこる。ビタミンB_2を多く含む食品は，レバー，チーズ，卵，ピーナツ，緑色野菜である。水や熱には比較的安定であるが，光には大変弱い。

　g．ナイアシン（ニコチン酸）：ナイアシンは，糖質，脂質，たんぱく質の代謝に重要な補酵素である。また，消化管機能を正常化する作用，皮膚や粘膜を保護する作用もある。ナイアシンは，一部の腸内細菌によっても合成され，体内では必須アミノ酸であるトリプトファンから合成される。不足すると，ペラグラとよばれる皮膚症状が体の左右対称に現れたり，下痢，神経症，口舌炎などをおこす。ナイアシンは，ナイアシンアミドの形で食品中に広く分布するが，とくにレバー，肉類，魚類に多い。熱，酸，光に強く，水にも比較的溶けにくいので，調理での損失は少ない。

　h．ビタミンB_6（ピリドキシン）：ビタミンB_6は，糖質，脂質，たんぱく質の代謝，とくにアミノ酸代謝の補酵素として重要である。皮膚の保護作用もある。不足すると，成長が遅延したり，皮膚炎，貧血，神経の過敏症などがおこる。ビタミンB_6は，動植物界に広く分布しているが，とくにレバー，肉類，

魚類に多い。アルカリや光に不安定である。

　i．ビタミンB_{12}（シアノコバラミン）：ビタミンB_{12}には抗貧血作用がある。また，成長促進，たんぱく質や核酸合成などに関与する。ビタミンB_{12}は無機質のコバルトを含んでいる。不足すると悪性貧血をおこす。動物界に広く分布しており，とくに，レバー，貝類，肉類に多い。また，腸内細菌によっても合成される。熱には安定であるが，空気中の水分を吸収しやすい。

　j．葉　酸：葉酸は，核酸合成やアミノ酸代謝の補酵素として重要であり，また造血作用にも関与している。不足すると，巨赤芽球貧血，白血球減少，舌炎，下痢などがおこる。食品中では，レバー，大豆，豆類などに比較的多く含まれている。

　k．パントテン酸：パントテン酸は，糖質，脂質，たんぱく質の代謝の補酵素として重要で，とくに脂肪酸の合成・分解に重要な役割を果たしている。不足すると，栄養障害，四肢の激痛，頭痛などをおこす。植物界に広く分布しており，とくに酵母に多い。この他レバー，いも類，卵にも比較的多く含まれている。パントテン酸は水に溶けやすく，酸にもアルカリにも不安定である。

　l．ビタミンC（アスコルビン酸）：ビタミンCは，たんぱく質のコラーゲン合成に関与するほか，アミノ酸代謝，小腸での鉄の吸収の促進，副腎皮質ホルモンの合成促進，酸化防止作用などの働きがある。不足すると，壊血病，皮下出血，骨形成不全，成長不良などをおこす。野菜類，果物類，いも類に多い。またハム，ソーセジなどの加工食品には酸化防止剤としてビタミンCが添加されていることがある。ビタミンCは水に溶けやすく，熱，酸，アルカリ，空気に不安定なため，調理や貯蔵による損失が大きく，食品中のビタミンC量は食品の種類，温度，貯蔵法，調理法により異なる。

　2）　ビタミンの吸収　　ビタミンの吸収は，脂溶性ビタミンと水溶性ビタミンとで異なる。脂溶性ビタミンは，脂肪に溶け，脂肪と一緒に吸収される。水溶性ビタミンは水に溶けて小腸の上部から中部にかけて吸収される。また，大腸においても，腸内細菌が合成するビタミンB群やビタミンKが吸収される。

(6) 食物繊維

ヒトの消化酵素では分解されない成分を総称して食物繊維という。食物繊維は体内で消化吸収されないので，エネルギー源や体成分として利用されない。しかし，最近，食物繊維のさまざまな生理機能が明らかとなり注目されている。

1) **食物繊維の種類**　食物繊維には，セルロース，ヘミセルロース，ペクチン，グルコマンナンなどの多糖類と，糖質ではないが動植物中に含まれるリグニンやキチンなどがある。食物繊維は水に不溶なものと水に可溶なものとに分けることができ，不溶性食物繊維には，保水性，吸着性，粘張性，膨潤性などの性質がある。また，水溶性食物繊維の多くは，大腸において腸内細菌によって分解され，酪酸，乳酸，酢酸などを生じ，水素，二酸化炭素，メタンなどを発生させる。また，腸内細菌の増殖も促進する。

　a．**セルロース・ヘミセルロース**：植物の細胞壁を構成している多糖類で，ぶどう糖が多数結合している。しかし，でんぷん中のぶどう糖の結合方法とセルロースあるいはヘミセルロース中のぶどう糖の結合方法が異なるため，人間の消化酵素では分解することができず吸収されない。ごぼう，キャベツ，レタス，いも類などの植物性食品に多く含まれている。

　b．**ペクチン**：果実に含まれる多糖類で細胞膜をつなぐ役割を果たしている。ペクチンには，砂糖と果実に含まれている酸の働きによってジャムやマーマレード，ゼリーなどのように固まる性質がある。ペクチンを構成している糖質は，ガラクツロン酸，ペクチニン酸，ペクチン酸などである。人がもつ消化酵素では分解できない。

　c．**グルコマンナン（こんにゃくマンナン）**：こんにゃくの主成分で，ぶどう糖とマンノースが結合した多糖類である。人がもつ消化酵素では分解できない。

　d．**寒　天**：寒天はてんぐさなどの紅藻類の細胞膜に含まれる多糖類である。水には溶けないが，温水に可溶で，30～40℃以下に冷却すると固まってゼリー状となる。人がもつ消化酵素では分解されないと考えられている。

e．その他の多糖類：海藻中のガラクタン，カラギーナン，アルギン酸などは，いろいろな加工食品に粘性を与えるため多目的に使われている。人がもつ消化酵素では分解できない。

2) 食物繊維のはたらき　食物繊維の生理作用は，① 摂取する食物の体積を増加させることにより満腹感を早め，食べ過ぎを防止する。② 咀嚼回数の増加に伴う口腔内の浄化により，齲歯を予防する。③ 消化管運動を活発にし，消化酵素の分泌を促進する。④ 糖質の吸収を遅らせることにより，肥満や糖尿病を予防する。⑤ 腸管からのコレステロール吸収を阻害する。⑥ 胆汁の体内循環を正常化することにより，胆石を予防する。⑦ 糞便量を増加させることにより便秘を予防する。⑧ 発ガン物質を吸着して排泄することにより，大腸癌を予防する。⑨ 色素などの有害物質を吸着し，対外へ排泄するなどがある（図4—12）。

また，食物繊維には保水性や粘張性があることから，さまざまな栄養素の吸収を阻害したり，遅らせたりする。これらの作用の多くは生体にとって有効であるので，健康維持のためにも，十分かつ適切な量の食物繊維を，野菜類，果実類，海藻類，きのこ類などから摂取するよう心がける必要がある。

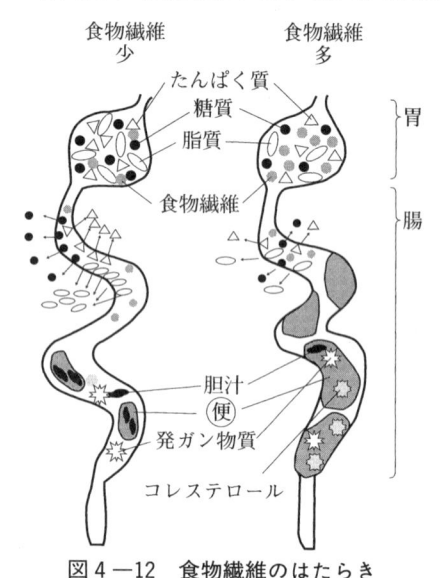

図4—12　食物繊維のはたらき

(7) 水の役割と出納

　水は，人の体を構成する成分のなかで最も多い量存在し，成人では体重の約50〜65％を占めている。体内の水分量は，男性は女性より多い。また，加齢とともに減少する。この水分の約10％が失われると生命維持が難しくなり，20％を失うと死に至る。水の作用はさまざまで，栄養素の消化作用や吸収された栄養素の各組織への運搬，老廃物の体外への排泄，体温調節などに必須であり，体内で行われるすべての化学的，物理的反応に関与している。

　通常の生活で，成人は1日に2,000〜2,500mlの水を摂取し排泄している。摂取している水としては，飲料水として800〜1,300ml，食物中に含まれている水から約1,000ml，代謝水といわれる糖質，脂質，たんぱく質を代謝する際にできる水が200〜300mlである。一方，排泄される水は尿として1,000〜1,500ml，糞便中に約100ml，不感蒸発といわれる呼吸などによって皮膚や肺から蒸散する水分が約900mlで，体内の水の量は，常に摂取と排泄のバランスによって保たれている。

　なお，通常の水の出入りには汗は含まれていない。したがって，激しい労働やスポーツなどによって汗をかいた場合には，汗によって失われた分の水分量を補給しなければならない。

3. 健康づくりと食生活

1. 健康増進対策と日本人の食事摂取基準

　「日本人の食事摂取基準は，健康な個人または集団を対象として，国民の健康の維持・増進，エネルギー・栄養素欠乏症の予防，生活習慣病の予防，過剰摂取による健康障害の予防を目的とし，エネルギー及び各栄養素の摂取量の基準を示すものである。」とされている。それぞれの栄養素の適切な摂取は，他の栄養素の適切な摂取と相まって，健康の維持・増進，疾病予防に重要な役割を発揮する。また，ほとんどの栄養素は，その摂取の不足，過剰，アンバラン

スを通常自覚することは少ない。これらの理由から，適正摂取の目安が設定されている意義は大きい。この各栄養素等摂取の目安となる値は，国民の健康増進の根幹となるべきもので，戦後以来の栄養欠乏症の予防に観点を置いたものから，食生活が多様化し生活習慣病が増加している現代にあって，生活習慣病を予防し，より健康増進に資することを目的とするものへと変遷している。

日本では5年に1度毎に改定され，その時代に適したものとなるように配慮されており，2000年度から施行の第6次改定日本人の栄養所要量—食事摂取基準—以来，エネルギー，たんぱく質，脂肪エネルギー比，カルシウム・鉄・リン・マグネシウムなど13種類のミネラル，ビタミンA・D・E・K・B_1・B_2・ナイアシン・Cなど13種類のビタミン，食塩，食物繊維について，いわゆる所要量および目標摂取量，さらには許容上限摂取量が設定されてきた。「許容上限摂取量」は第6次改定において初めて設定され，他の栄養素との相互関係や，過剰摂取による健康障害を予防する観点から，特定の集団においてほとんどすべての人に健康上悪影響を及ぼす危険のない栄養素摂取量の最大限の量として決められた。

第6次改定日本人の栄養所要量—食事摂取基準—に続いて，2005年度からは「日本人の食事摂取基準（2005年版）」が施行される。「日本人の食事摂取基準（2005年版）」では，エネルギーについては推定エネルギー必要量（EER）が，各栄養素については推定平均必要量（EAR），推奨量（RDA），目安量（AI），目標量（DG），上限量（UL）が適宜示されている。

一方，理想的な食生活がどのようなものなのかは，個々人の年齢，性別，体格，生活習慣（身体活動レベル）などによって異なるため一様ではない。そのために理想的な栄養素等摂取の目安のガイドラインとして，個人個人がこの「日本人の食事摂取基準（2005年版）」を理解し活用して，食生活の実践へ結びつけ，何をどうやってどれだけ摂取したらよいかを具現化することが重要である。食生活において全ての栄養素等の摂取に配慮することは難しい。一般健康人は，特に問題となる疾患等がない場合，エネルギー，脂質，たんぱく質，ビタミンA，B_1，B_2，C，カルシウム，鉄，ナトリウム（食塩），食物繊維の摂

取を考慮すれば，その他の栄養素等摂取状況も含め比較的好ましい栄養状態を保つことが可能となる。

2. 健康増進対策の具体化

食生活を適正なものとするための具体的な施策として，旧厚生省は昭和60（1985）年に「健康づくりのための食生活指針」を策定，さらに5年後には，より具体化した年齢の異なる対象や個人のライフスタイルに併せやすいものとして，「対象特性別，健康づくりのための食生活指針」を策定し普及が行われた。さらに平成12（2000）年，厚生・農林水産・文部の3省合同で新たな「食生活指針」が策定された。

また，昭和53（1978）年からスタートされていた国民の健康づくり運動は，第2次対策として昭和63（1988）年に「アクティブ80ヘルスプラン」が発表され，それまでの疾病の早期発見，早期治療から，健康増進と疾病予防を目指す積極的な施策となった。そして，健康増進の基本に，栄養・運動・休養の3要素をあげ，国民の健康を生活全般から指導する体制となった。これは，人生80年時代が現実のものとなり，如何に80年間を有意義に生きるかという生活の質の向上を考えに入れたものである。すなわち，一人ひとりが80歳になっても身のまわりのことができ，社会参加もできるような生き生きした生活を送ることにより，明るく生き生きした社会を形成しようというものであった。

現在は，21世紀の国民健康づくり運動として，「健康日本21」が推進されている（表4―7）。現在のように生活習慣病が主要死因の多くを占め，生活環境の変化から，生活活動量が低下している今日，また，さらに超高齢化するわが国において，高齢期の身体機能低下をどのようにケアするかにも視点を向け，一人ひとりがどのように健康づくりに取り組むかが課題なのである。この「健康日本21」では，「若年死亡の減少」と「痴呆や寝たきりにならないで生活する期間（健康寿命）の延長」を理念として，国民の健康に大きな課題となっている分野を設定し，各分野について目標を設定することとしており，2000年から実施されており，その成果に関する中間報告が行われている。

表4−7　健康日本21の構成

平成12年（'00）

総論
　はじめに
　1．我が国の健康水準
　2．健康増進施策の世界的潮流
　3．基本戦略
　4．目標の設定と評価の基準
　5．現状分析
　6．人生の各段階の課題
　7．環境整備とその実施主体の役割
　8．行政機関の役割／地方計画
　9．健康情報システムの確率
　　参考資料：1．健康指標の意義と算出方法　2．参加と働きかけ
各論
　1．栄養・食生活　2．運動・身体活動
　3．休養・こころの健康　4．たばこ
　5．アルコール　6．歯の健康
　7．糖尿病　8．循環器病　9．がん

　とくに，食生活と健康問題の具体策として，肥満・高血圧・高血糖等，疾病には至っていないが，その危険性が高まるような健康状態にあるものに対して，その危険因子減少を目的とした指導法の具現化が現在検討されている。

　食生活に関する指導以外にも「健康づくりのための運動所要量」（平成元年），「健康づくりのための運動指針」（平成5年），「健康づくりのための休養指針」（平成6年），さらには，こころの健康づくり対策の推進が進められている。

第5章 食生活と食物

1. 食生活と食品

1. 食品と食物

　食品とは，栄養素を1種以上，多くは多種類の栄養素を複合して含み，調理加工すると安全な食物となるものである。食品と食物の関係を図5－1に示した。

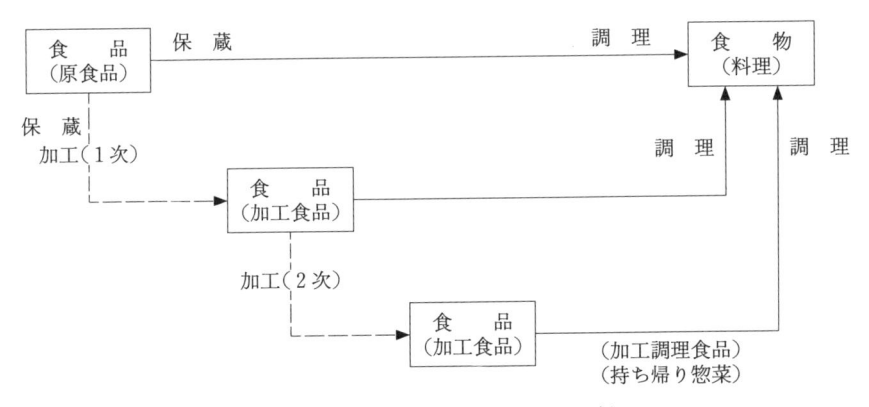

```
食　品 ──保蔵──────────→ 食　物
(原食品)         　調理      (料理)
　│                          ↑　↑
保蔵│                         │　│
加工(1次)                   調理 調理
　↓                          │　│
　食　品 ────────────────────┘　│
　(加工食品)                    │
　│                             │
加工(2次)                        │
　↓                             │
　食　品 ───────────────────────┘
　(加工食品)      (加工調理食品)
                 (持ち帰り惣菜)
```

　　　　図5－1　食品と食物の関係
　　(杉田浩一，松元文子・石毛直道：『2001年の調理学』p.109, 光生館, 1988)

(1) 食品の成分

　食品のほとんどは，動植物などの生物に由来するものであり，食品の成分は生体成分そのものである。表5－1に五訂増補成分表の成分項目を示した。

表5-1　五訂増補成分表の成分項目

一般成分	無機質	ビタミン	その他
水　分 たんぱく質 脂　質 炭水化物 灰　分	ナトリウム・カリウム・ カルシウム・マグネシウ ム・リン・鉄・亜鉛・ 銅・マンガン	〔脂溶性〕 $A^{*1}\cdot D\cdot E^{*2}\cdot K$ 〔水溶性〕 $B_1\cdot B_2\cdot$ナイアシン$\cdot B_6\cdot B_{12}\cdot$葉酸・パントテン酸・$C$	脂肪酸[*3] コレステロール 食物繊維[*4] 食塩相当量

*1 レチノール・カロテン(α, β)・クリプトキサンチン・β-カロテン当量・レチノール当量。
*2 $\alpha, \beta, \gamma, \delta$
*3 飽和・一価・多価。　*4 水溶性・不溶性・総量。

そのほか，嗜好成分として食品の色，味，香りに関与する成分があり，また，生体調節機能をもつ成分を機能性成分という。近年，図5-2に示すように三つの食品機能が考えられるようになった。

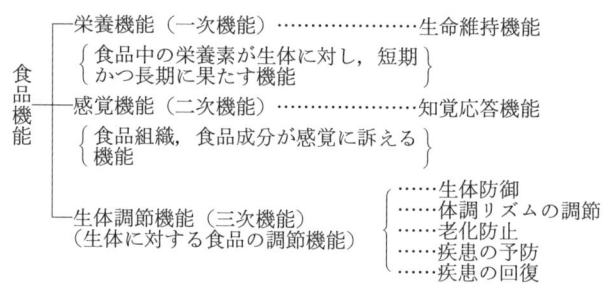

```
          ┌─栄養機能（一次機能）……………生命維持機能
          │ {食品中の栄養素が生体に対し，短期}
          │ {かつ長期に果たす機能         }
食品      │
機能─────┼─感覚機能（二次機能）……………知覚応答機能
          │ {食品組織，食品成分が感覚に訴える}
          │ {機能                          }
          │                              ┌……生体防御
          └─生体調節機能（三次機能）     │……体調リズムの調節
             （生体に対する食品の調節機能）┤……老化防止
                                          │……疾患の予防
                                          └……疾患の回復
```

図5-2　食品の三つの機能

(2) 食品の種類

食品の種類は非常に多いが，その分類はいろいろな方法で行われている。

1) 自然界での所属や起源による分類

　a．**植物性食品**：穀類，豆類，種実類，いも類，野菜類，果実類，きのこ類，藻類

　b．**動物性食品**：獣鳥肉類，魚介類，卵類，乳類

　c．**鉱物性食品**：食塩

2) 生産様式による分類

　〔産業の種類による分類〕

　a．**農産食品**：穀類，豆類，種実類，いも類，野菜類，果実類

　b．**畜産食品**：獣鳥肉類，卵類，乳類

c．林産食品：きのこ類，山菜類

　d．水産食品：魚介類，藻類

〔食品の加工・貯蔵方法による分類〕

　a．塩蔵食品：食塩による浸透圧の上昇，水分活性の低下を利用した食品

　b．糖蔵食品：しょ糖による浸透圧の上昇，水分活性の低下を利用した食品

　c．冷凍・冷蔵食品：低温を利用し，微生物の繁殖，食品成分の劣化を防止した食品

　d．インスタント食品：即席食品のことで，食品に調理加工の大部分の工程が行われていて，調理が簡便で，貯蔵性があるもの

　e．乾燥食品：食品をそのまま，あるいは切ったり，湯通ししたり，調味したりして乾燥した食品で，保存性，貯蔵性を高め，輸送などのコストを下げている。

　f．缶・びん詰食品：食品を金属容器またはびんに充てんし，密封し，殺菌することによって無菌状態を保った食品

　g．レトルト食品：レトルトとは，大気圧以上の圧力を用いて加熱処理することのできる殺菌釜をいう。製造工程中にレトルトを用いた加工食品をレトルト食品という。

　h．レトルトパウチ食品：プラスチックフィルムなどによる袋詰加熱食品

　i．発酵食品：植物性または動物性の原料に微生物を作用させ，嗜好性，消化性を高めた食品で，みそ，しょうゆ，酢，酒，納豆，チーズ，ヨーグルト，発酵バター，パンなどがある。

3）　食品の物理的性質による分類

　a．液状食品：常温で液状の食品で，牛乳，シロップ，スープ，ピューレー，ソースなどがある。これらの食品は，たんぱく質，糖質，脂質，繊維などが懸濁しているサスペンションやエマルションに属する。

　b．ゲル状食品：ゾルが流動性を失った状態の食品で，寒天，ゼラチン，ペクチンゼリーなどのような熱可逆性ゲルと，かまぼこやカスタードプディングのような熱不可逆性ゲルがある。

c．不均質ゲル状食品：米飯，餅，ハム，ソーセージのように，内部組織は不均質であるがゲル状をなしている食品

 d．脂肪状食品：バター，マーガリン，チョコレート，クリーム，アイスクリーム，マヨネーズなどの動植物油脂を主体とする食品で，構造上はエマルションである。

 e．細胞組織状食品：野菜，果物，米，小麦粉のように細胞組織からできている食品である。

 f．繊維状食品：繊維状の構造をもった成分から構成されている魚肉，畜肉およびその加工品や繊維細胞の発達したアスパラガスなどの野菜が含まれる。

 g．多孔質食品：パンやスポンジケーキのようなスポンジ状食品と，クッキーやせんべいのような空隙固体状食品がある。

 h．ガラス状食品：ドロップや氷砂糖のようなガラス状をした食品が含まれる。

4） 含まれる栄養素による分類

 a．3色食品群：表5－2に示すように，栄養素の役割から食品を血や肉を示す赤色，力や体温となるエネルギーを示す黄色，体の調子を整える成分を多

表5－2　3色食品群

食品群	食品の類別	主な栄養素
赤色群 （血や肉をつくるもの）	魚介類，肉類 乳類，卵，豆類	たん白質 脂質 カルシウム ビタミンB_2
黄色群 （力や体温のもととなるもの）	穀類，いも類 油脂類，砂糖	炭水化物 脂質 ビタミン$A \cdot D$ ビタミンB_1
緑色群 （からだの調子をよくするもの）	緑黄色野菜 淡色野菜 海藻 果物	カロテン ビタミンC カルシウム ヨウ素

表5−3 四つの食品群

食品群	食品の類別	主な栄養素
第1群 （身体組織の構成）	乳，乳製品 卵	たん白質 脂質 カルシウム
第2群 （身体組織の構成）	魚介類，肉類 豆・豆製品	たん白質 脂質 ビタミン
第3群 （生理機能の調節）	緑黄色・淡色野菜 いも類 果物	ビタミン 無機質 繊維
第4群 （エネルギー源）	穀類 砂糖 油脂	炭水化物 脂質

表5−4 六つの基礎食品

群	食品群	特徴
1群	魚，肉，卵，大豆製品	おかずの主材料となる食品で良質たん白質と脂肪，カルシウム，鉄，ビタミンA，B_1，B_2の給源
2群	牛乳・乳製品，小魚，海藻	主としてカルシウムの給源，ほかに良質なたん白質，ビタミンB_2の給源
3群	緑黄色野菜	主としてカロテンの給源となる野菜でビタミンC，B_2，鉄，カルシウムの給源，原則として100g中にカロチン600μg以上を含むもの*
4群	その他の野菜・果物	主としてビタミンCの給源のほかにビタミンB_1，B_2，カルシウムの給源
5群	米，パン，めん，いも	糖質性エネルギー源となる食品，穀類の加工品，および砂糖，菓子類
6群	油脂（多脂性食品）	脂肪性エネルギー源となる食品

＊グリーンアスパラガス，さやいんげん，おくら，キンツァイ，じゅうろくささげ，ししとうがらし，たいさい，トマト，ピーマンおよび芽キャベツはカロテン含量が600μg／100g未満であっても，摂取の量および頻度を勘案して栄養指導上は緑黄色野菜とする。

く含む野菜を示す緑色の3群に分けたものである。

　b．**四つの食品群**：日常利用している食品のなかから，栄養成分の類似したもの同士をまとめて表5－3のように4群に分け，各群に属する食品の80kcal相当量を1点とし，1～3群より3点ずつとし，4群でエネルギーを調節するように考えられている。

　c．**六つの食品群**：食品を表5－4のように6群に分け，5群を主食，1群を主菜，2，3，4，6群の食品を組み合わせて副菜とする考え方である。

(3)　**食品成分表**

　わが国の食品成分表，すなわち日本食品標準成分表（以下，成分表と略す）は，日本人が常用している食品の平均な栄養成分を示したものである。

　この成分表は，行政面において厚生労働省の国民健康・栄養調査の実施，農林水産省の食糧需給計画の作成などに活用されているばかりでなく，教育，研究面でも広く利用されている。

　日本最初の食品成分表（日本食糧調査報告）は，1886年オランダの薬学者エイクマン（Eijkman, J.F.）の指導により内務省東京試験場（後の衛生試験所）で160余種の食品についてまとめられた。その後，変遷を重ね，「日本食品標準成分表」の名称が用いられたのは，1950年に公表されたものが最初である。

　初版の成分表（1951年）には538食品が収載されているが，数回改訂を重ね，五訂増補成分表（2005年）が公表された。

2．食品素材の特性

(1)　**植物性食品**

　1)　**穀　類**　　穀類とは，でんぷんを主に含む禾穀類（かこく）の種実をいい，すべてイネ科に属するが，例外としてタデ科のソバも穀類として扱われている。穀類に含まれるものとして，米，コムギ，オオムギ，ライムギ，エンバク，トウモロコシ，ヒエ，キビ，アワ，モロコシ，ソバなどがある。日本では，主食として重要な米，コムギ，オオムギ以外はその他の穀類として扱うことが多い。

　穀類の成分は，水分約15％，でんぷん（糖質）約70％，たん白質約10％，脂

1. 食生活と食品　145

表5-5　日本食品標準成分表の食品群別食品数

	食品群	初版 (1950)	改訂 (1954)	三訂 (1963)	四訂 (1982)	五訂 (2000)	五訂増補 (2005)
1	穀類	55	60	74	134	143	138
2	いもおよびでんぷん類	8	10	17	34	40	40
3	砂糖および甘味類	21	13	17	25	23	23
4	菓子類	56	60	85	114	120	120
5	油脂類	12	5	6	7	22	22
6	種実類	12	15	23	35	37	37
7	豆類	22	27	37	61	73	73
8	魚介類	73	159	205	333	388	388
9	獣鳥鯨肉類(五訂では肉類)	43	57	65	207	244	244
10	卵類	10	12	7	20	20	20
11	乳類	11	21	32	50	52	52
12	野菜類	118	122	128	255	326	326
13	果実類	48	59	76	133	156	157
14	きのこ類	9	11	13	31	36	36
15	藻類	20	24	26	44	47	47
16	し好飲料類	22	35	50	65	55	55
17	調味料および香辛料類	-	5	17	55	84	84
18	調理加工食品類	-	-	-	18	16	16
	計	538	695	878	1,621	1,882	1,878

表5-6　日本食品標準成分表とそのフォローアップ成分表

名　　称	刊行年	編集・刊行者	収載食品数
改訂日本食品アミノ酸組成表	1986	科学技術庁資源調査会・資源調査所	295
日本食品脂溶性成分表(脂肪酸, コレステロール, ビタミンE)	1989	科学技術庁資源調査会	517
日本食品無機質成分表 (マグネシウム, 亜鉛, 銅)	1991	科学技術庁資源調査会	476
日本食物繊維成分表	1992	科学技術庁資源調査会	227
日本食品ビタミンD成分表	1993	科学技術庁資源調査会	179
日本食品ビタミンK・B_2・B_{12}成分表	1995	科学技術庁資源調査会	393
五訂増補成分表脂肪酸成分表編	2005	文部科学省科学技術・学術審議会	1263

質2％，灰分1％で，ほかに各種ビタミン類を含んでいる。このように，エネルギー源としての糖質が多く，水分含量が少ないため，輸送性や貯蔵性に優れている。環境に対する適応性があるため，どこでも栽培可能で，単位面積当たりの生産量も多い。しかも，味が淡泊で常食に適し，さらに，最近，穀類の外皮は優れた食物繊維を多く含むことから，食物繊維の給源としても見直されている。

2) いも類　　いも類は，植物の根，根茎，塊茎などが肥大した部分であり，でんぷんおよび多糖類を多く含み，食用にされるほか，でんぷんの原料となる。いも類の代表的なものには，ジャガイモ，サツマイモ，サトイモ，ヤマノイモおよびコンニャクイモなどがある。いも類は穀類と同じく，でんぷんが主成分であるが，水分が多く含まれる点やビタミンC含有量から見ると野菜に近い食品である。

3) 豆　類　　豆類は，マメ科の植物の種子であり，ダイズ，ラッカセイ，シカクマメのように，たん白質と脂質に富み炭水化物が少ないものと，アズキ，インゲンマメ，ソラマメ，エンドウなどのように，たん白質と炭水化物に富み脂質が少ないものに分けられる。

4) 種実類　　種実類とは，一般に果樹以外の樹木の種実（乾果，ナッツ）と草木の食用可能な種実をいう。水分が少なく，保存性がよい。脂質，たん白質，糖質などの含量が高い。脂質では不飽和脂肪酸（オレイン酸，リノール酸，リノレン酸）が70％を占め，しかも，リノール酸，リノレン酸などの必須脂肪酸を40％以上含む種実が多い。トコフェロールなどフェノール類を中心とする抗酸化物質を含むものが多く，酸化的劣化が少ない。主な用途は，製菓用と油脂原料である。あえ物調理のあえ衣として利用されているものも多い。

5) 野菜類　　近年，野菜の品種改良が著しく進み，国際化も進んでその種類は著しく多い。一方，栽培技術の多様化とあいまって，その成分含量の変動が大きくなっている。野菜は水分が多いのが特徴で，多くは90％以上の含有量である。水分は貯蔵性や食味と関係が深く，一般に収穫時の含有量の5％程度が減少すると，品質はかなり低下してくる。

野菜には、セルロース、ヘミセルロースなどからなる繊維が多く、ペクチン、イヌリン、マンナン、ガラクタンなども含まれている。これらは野菜の組織を形成して硬さを保ち、風味や新鮮味の一要因となっている。野菜の無機成分はカリウム、カルシウムなどのアルカリ性元素が多い。緑黄色の葉菜にはカルシウムが多く含まれ、カルシウム／りん比率の大きいことが特徴である。野菜には多種類のビタミンが含まれ、その給源としても重要である。食物から摂取するビタミンCの60％は野菜に依存している。

6) **果実類** 個々の果実には特有の成分が含まれているが、共通する特性として、次の点があげられる。果実の味を左右する主要成分は糖分である。主に、ぶどう糖、果糖、しょ糖であるが、果実を食べたときの甘味の強さは、単に糖の含量だけではなく、種類も関係する。酸は、りんご酸、くえん酸、酒石酸が主である。

未熟果には不溶性のプロトペクチンが含まれ、果実の硬い組織の成分となっている。熟すにつれて水溶性のペクチンが増加して軟化する。ペクチン、酸および糖が適当な割合で存在する条件で加熱するとペクチンゼリーが生成される。ジャムやマーマレードなどはこの原理による。

7) **きのこ類** きのことは、菌類（担子菌および子のう菌）の大型の子実体をいう。各地で食用とされているきのこは100種に及ぶが、ほとんどが担子菌に属する。子のう菌ではフランスのトリュフが有名である。人工栽培されているきのこには、シイタケ、エノキタケ、ナメタケ、ヒラタケ、ブナシメジ（商品名ホンシメジ）、マッシュルーム、マイタケ、キクラゲなどがある。マツタケはまだ人工栽培されていない。きのこでは90％内外が水分であり、残りが固形物である。

固形物の組成は、粗たん白質、粗脂肪、可溶性無窒素物、粗繊維、粗灰分からなっている。近年、各種きのこの機能性成分についても強い関心がもたれている。

8) **海藻類** 食用にする海藻には、緑藻類（アオサ、アオノリ）、褐藻類（コンブ、ワカメ、ヒジキ）、紅藻類（アマノリ、テングサ）などがある。日本

では海藻の利用頻度が高く，他の国にはみられない特有の食文化をもっている。主成分は炭水化物であるが，エネルギー源にはならない多糖類である。比較的カロテン，ビタミンCの含量が高く，無機質ではカルシウム，ヨウ素を多く含んでいる。

(2) **動物性食品**

1) **食肉類**　わが国で利用されている主なものは牛肉，豚肉，鶏肉で，ほかに，羊肉，馬肉，それに七面鳥，あひる，野鳥の肉などがある。また肉用動物の舌，尾，肝臓その他の可食臓器も食用にされる。食肉類の主要な栄養成分はたん白質である。食肉の種類によって大きな差はなく，その含量は約20%で，必須アミノ酸を多く含む良質のたん白質である。同時に脂質，ビタミンB群や鉄の良い給源となるが，脂質は飽和脂肪酸を多く含むので献立のなかでの量的配慮が必要であろう。食肉たん白質の組成を魚肉と比べて表5-7に示した。

2) **魚介類**　魚介類では，魚類，貝類，軟体動物（イカ，タコ），甲殻類（エビ，カニ），棘皮動物（ウニ，ナマコ）など種類が多い。魚肉たん白質含量は18%前後である。畜肉と同じく筋原線維たん白質，筋形質たん白質，肉基質たん白質に大別される。魚肉が畜肉に比べてやわらかく，さしみで食べることができるのは，筋原線維たん白質が多く，肉基質たん白質が著しく少ないためである。魚介類の脂質は多価不飽和脂肪酸を多く含む。イワシ，ニシンなどに含まれているエイコサペンタエン酸（$C_{20:5}$）やドコサヘキサエン酸（$C_{22:6}$）は，

表5-7　魚肉と獣肉のたん白質組成

たん白質区分	魚肉（%）	魚皮（%）	獣肉（%）	熱に対する反応
筋原線維たん白質（ミオシン区）	70	—	50	45～50℃で凝固
筋形質たん白質（ミオゲン区）	20～30	—	20～25	62℃で凝固
肉基質たん白質（コラーゲン，エラスチン）	3	90以上	15～30	37～58℃で収縮

血栓や心筋梗塞のような成人病を予防する働きのあることが知られている。

　3）**卵　類**　　食用にする卵類は，ニワトリ，ウズラ，アヒルなどの卵であるが，鶏卵が圧倒的に多く利用されている。卵の構造は大きく分けると卵殻，卵白，卵黄の3部からなり，その重量比は11：57：32であるが，卵の大きさや殻の厚さなどにより多少異なる。

　卵のたん白質はアミノ酸組成が優れ，とくにシスチン，メチオニンなどの含硫アミノ酸の給源として重要な食品であり，ケミカルスコアやたん白価でも最高値を示している。そのほか，脂質，ビタミンA，B群，D，無機質（とくにりんや鉄）の給源である。

　4）**乳　類**　　市販の乳類はほとんどが牛乳で，一部山羊乳も用いられているが両者は成分的に大差がない。牛乳はあらゆる栄養素を含み，とくに動物性たん白質，カルシウムの給源として優れた食品である。コロイド溶液であり，ほのかな甘味と芳香を感じる牛乳は，乳幼児から大人まで広く飲用されている。乳製品には乳たん白質の凝固を利用したヨーグルトやチーズがあり，乳脂肪を分離した生クリームやバターなどがある。

2.　食生活と加工食品

1.　加工食品の誕生

　人間の食べ物の大部分は動・植物であり，その多くは程度の差はあるが，時間の経過とともに劣化し，腐敗して食用に耐えられなくなる。食材の入手量に変動がある限り，なんらかの方法による食べ物の保存の必要性は文明の誕生とともに意識され，食べ物の保存加工法の獲得は人類の発展のための原動力であったと考えられる。

　加工食品の誕生はいつなのかを確定することは難しい。もともと家庭，あるいは小集団で自家用としてつくられていた加工食品は調理加工法の工夫によるものであり，古典的加工食品ともいうことができる。塩漬けや燻製は象形文字

以前の文化的行動であったとされている。普遍的な保存加工法としては、乾燥、蜜蔵、糖蔵、酢蔵、燻製、発酵などであるが、食品素材の性質に合わせて、世界各地でほぼ同様な発展をみせている。

農産物加工業の誕生は19世紀の科学技術な発明によるものであり、ニコラ・アペール（1795年）の瓶詰食品の発明は画期的なことであった。パストゥールが微生物の存在とその生態を明らかにする以前であり、ブリア＝サヴァランは美味学のうえからも最高の評価を与えている。

冷凍によって食品を保存する方法は、古くより経験的に知られていたが、氷に寒剤をいれて氷点を下げ水を凍らせる時代を経て、アンモニアを用いる冷凍機が発明されたのは19世紀のことであった。

わが国における最近約50年間の加工食品の現状をみると、1955年以降の経済成長に伴って、各種の加工食品が普及し始めた。

2. 食生活における加工食品の役割

食品あるいは食品素材は、そのままで食べられないものが多く、よりおいしく、消化しやすくするために、前もって何らかの処理が施されているのが普通であるが、このような処理を社会的レベルで行うことが食品加工である。

かつては、小麦粉、食用油、砂糖などの基礎素材的な加工食が利用されるのにすぎなかったが、社会的経済的環境が次第に変わり、家事労働の軽減のためにサービスを購入するようになった。近年、人口の都市集中化、核家族化や女性の社会進出が伸び、調理の省力化や簡便性が求められ、調理済み食品やテイクアウト食品、さらに外食が大いに利用されるようになってきた。また、加工食品は、資源としての食品の素材の有効利用にも役立っている。

さて、加工食品の利用にあたって、栄養、安全、味の点から考えてみると以下のようである。

① 栄養の面では、加工の程度が進むほど栄養価がわかりにくくなる。原材料名と総エネルギー量の表示に加えて各栄養素の量的表示が必要であり、消費者の側にも栄養知識の普及が望まれる。

② 安全性の面では，製造年月日と品質保持期限（賞味期限）の記載は不可欠であり，添加物もその名称が表示されることが望ましい。調理，半調理の冷凍食品の場合は，凍結法，冷凍後の貯蔵温度が品質に影響を及ぼすので，急速冷凍法と-15℃以下の温度での流通，販売が望ましい。
③ 味の面では，加工調理食品の便利さのほかにおいしさでも選ばれるが，食塩や化学調味料の使用量の多いことが指摘されている。また，個々の家庭の味が企業の味に均一化されることへの不安も憂慮されている。動物性脂質が多いことや食物繊維の少ないことも指摘されている。味の点については，加工調理食品をそのまま利用するのではなく，一工夫してわが家の味に直して食卓に出すという心配りが大切である。

3. 加工食品の種類

加工食品とは，基本的には食品の品質保持，有効利用，安全供給を目的として，いろいろな手段，方法を用いて原材料を加工したものをいう。加工食品を大別すると表5-8のように，一次加工食品，二次加工食品，三次加工食品などに分けることができる。現在の加工食品には，保存性，輸送性，安全性が高く，さらにおいしく，簡便性をもたせたものが望まれている。

表5-8 加工食品の分類

一次加工	農・畜産物をそのまま加工	精米，精麦，製粉，原糖，味噌，醤油，酒類
二次加工	1～2種類以上の一次加工食品を加工	製パン，製めん，製糖，マーガリン，マヨネーズ
三次加工	2種類以上の一次，二次加工食品を組み合わせて加工	菓子類，嗜好飲料
数次加工		冷凍食品，包装食品，レトルト食品，調理済み，半調理済み食品，コピー食品

（細谷憲政：『加工食品の栄養成分表示』p. 19，調理栄養教育公社，1997）

4. 食品の品質評価

(1) 食品の品質評価の要素

1) **安全性**　安全性は食品の品質の第1条件である。食品の安全性を脅かす有害因子は生物的有害因子と化学的有害因子に大別することができる。

① 生物的有害因子には、食品素材である動植物組織中に含まれる自然毒や、食品の腐敗や食中毒、伝染病の原因となる微生物および食品を介して人体に寄生する寄生虫などがある。なかでも、細菌に起因する細菌性食中毒は食中毒全体の大部分を占めており、微生物による食品汚染防止は食品衛生上最も重要な課題である。

② 食品に含まれる化学的有害因子には、種々の有機および無機化合物がある。これらは食品素材の栽培および収穫時から食品の加工、製造、貯蔵および流通の過程に至るすべての段階で汚染、混入、生成する可能性がある。化学物質が原因で起こる化学性食中毒の発生件数は食中毒のなかで比較的少ないが、一度発生すると大規模なものになることが多く、慢性毒性による健康障害が深刻な問題となる。

2) **栄養価**　食品素材に有効な栄養素が含まれていることが最も望ましいが、加工食品においては、その製造、保存、流通の過程で、流失や分解によって原素材中の微量栄養素のあるものが失われてしまうことがある。生活の多様化に伴ってみられる欠食や食事の乱れとあいまって、嗜好の偏りからくる栄養問題が注目されている。

3) **嗜好性**　嗜好性は、人間に感覚的・心理的に満足感を与えるような食べ物の性質、すなわち、おいしさを感じさせる食べ物の特性のことである。食べ物のもつ外観、風味、テクスチャーなどの性質を人間が五感で感知し、その刺激を総合的に快く感じたとき、その人間にとってその食べ物は美味しいということになるが、同じ食べ物でも、人間の側の条件によって、おいしさは異なることがある。食品の品質評価においては、平均的な人間に評価されるような嗜好性の有無や多寡がきわめて重要である。

4) **貯蔵性**　貯蔵性は食品の利用価値を左右する大きい要因である。とくに気になるのは加工食品がどのくらいもつかという点である。近年，賞味期間が表示されている食品が増えている。賞味期間とは，食品が製造業者から消費者に渡るまで，適正な保存方法で保存され，その食品の品質特性を損なわずに十分満足して食べることのできる期間である。

5) **利便性**　加工食品の利便性は，重要な品質の一つであり，ＴＰＯ（時，所，場合）に合った使い勝手のよいものでなければならない。現在，加工食品の購入比率は，家庭の食料購入費の約60％以上になっているといわれるが，調理済み食品，半調理済み食品の食卓で占める割合は大きい。生活様式の変化や価値観の多様化が進むなかで，家事労働というよりも，趣味としての調理を楽しむ機会を求めながらも，簡便な加工食品の需要はますます高まるものと考えられる。

6) **経済性**　消費者は，自己の生活に見合ったよい商品をいかに経済的に手に入れるかということを念頭においている。その物の価格に見合った価値をもっていなければならない。わが国の流通は非常に複雑で，その分コストアップとなっている。消費者が鮮度や品質のよい商品を経済的に手に入れることができるためには，流通過程の合理化，簡素化が望まれる。

(2) **食品の品質規格と表示**

現在，加工食品には，品名，内容量，製造年月日，製造者名，原材料名，使用した食品添加物名が容器に記載されているのが普通であるが，加工食品に対する品質規格や表示には，さまざまな基準が設けられている。

1) **食品添加物**　食品添加物とは，食品衛生法では，食品の製造の過程において，または食品の加工もしくは保存の目的で，食品に添加，混和，浸潤その他の方法によって使用するものと定められている。すなわち，食品加工において食品の品質改良，加工処理の補助，保存性の向上などのために食品に添加されるもので，化学的合成品と天然品とに大別される。とくに，化学的合成品の食品添加物としての指定には，毒性試験，発がん性試験，催奇形性，突然変異性試験などにもとづく安全性の実証ないし確認が義務づけられている。

2) **日本農林規格および関連マーク**　日本農林規格（Japanese Agricultural Standard）をJASともいう。この制度は，農林物資の，① 品質の改善，② 生産の合理化，③ 取引の単純公正化，④ 使用または消費の合理化，⑤ 農林物資の品質に関する適正な表示を行わせることで，一般消費者の選択に役立たせ，あわせて公共の福祉の増進に寄与することを目途としている。

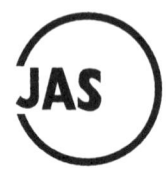

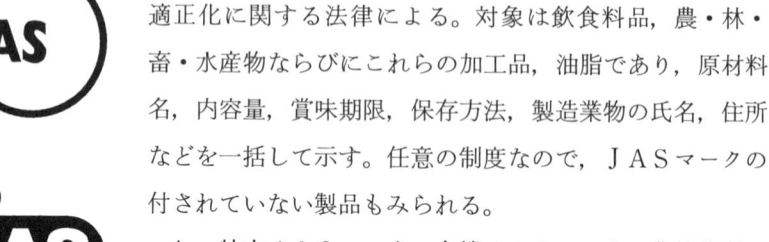

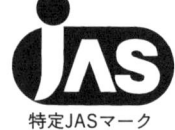

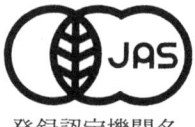

　a．JASマーク：農林物質の規格化および品質表示の適正化に関する法律による。対象は飲食料品，農・林・畜・水産物ならびにこれらの加工品，油脂であり，原材料名，内容量，賞味期限，保存方法，製造業物の氏名，住所などを一括して示す。任意の制度なので，JASマークの付されていない製品もみられる。

　b．特定JASマーク・有機JASマーク：農林物質の規格化および品質表示の適正化に関する法律による。特定JASマークは，特別の生産方法や特色ある使用材料など，一定の基準を満たしたもの，有機JASマークは，有機農産物または有機農産物加工品のJAS規格に適合したものに付けられる。

　c．地域推奨品認定マーク：農林水産省の通達により定められたものである。地域原材料のよさを生かすとともに地域の技術を用いて製造された地域推奨食品を対象に，基準に適合したものに付けられる認定マークである。

　d．冷凍食品の認定証マーク：（社）日本冷凍食品協会自主基準として，同協会の定めた設備や品質・衛生管理体制，品質指導基準などに適合した冷凍食品の認定証マークである。

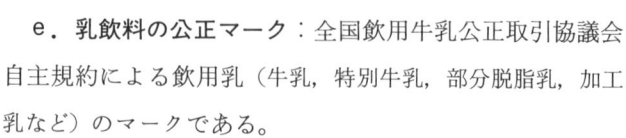

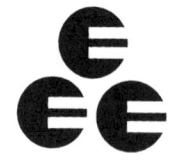

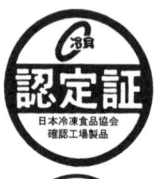

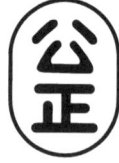

　e．乳飲料の公正マーク：全国飲用牛乳公正取引協議会自主規約による飲用乳（牛乳，特別牛乳，部分脱脂乳，加工乳など）のマークである。

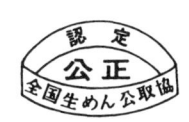

　　　　f．生めんの公正マーク：全国生めん類公正取引協議会自主規約で，生めん類（うどん，そば，中華めん，ゆでマカロニ，ゆでスパゲティ，ソフトスパゲティ式めんおよび皮類）のマークである。

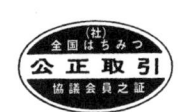

　　　　g．はちみつの公正マーク（会員証）：（社）全国はちみつ公正取引協議会自主規約による純粋はちみつのマークである。

　　　　h．賞味期限表示：従来，製造年月日の記載を義務づけていたものを，より消費物の選択に便宜を与えるために，1997年より賞味期限の表示にきり換えている。政令によって，ＪＡＳ規格を受けていないものについても品質表示を義務づけることができる。

　3）**特別用途食品表示**　　健康増進法で定められている病者用食品，妊産婦・授乳婦用粉乳，乳児用調製粉乳，高齢者用食品，特定保健用食品で特別の用途基準に適合したものに付ける。特別用途食品の分類を図5－3に示した。

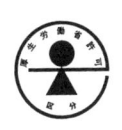

　　　　a．**特別用途食品**（人形マーク）：特別の用途に適する食品として，厚生労働大臣が許可したもの（特定保健用食品を除く病者用食品，妊産婦・授乳婦用粉乳，乳児用調製粉乳，高齢者用食品）。

注）区分欄には，乳児用は「乳児用食品」，幼児用は「幼児用食品」などを記載する。

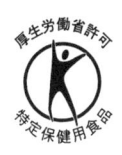

　　　　b．**特定保健用食品**：特別用途食品のうち，食生活において特定の保健の目的で摂取するものに対し，当該保健の目的が期待できるむねの表示をする食品。

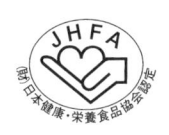

　　　　c．ＪＨＦＡマーク（認定健康食品マーク）：厚生労働省の指導のもとに，（財）日本健康・栄養食品協会が，健康食品に関する製品規格，製造・加工規格，表示広告基準を内容とした規格基準に適合した製品に対する表示。

```
特別の用途に        ┌─ 特別用途食品
適する旨の表示 ──┤
                   │
```

特別用途食品の分類図:

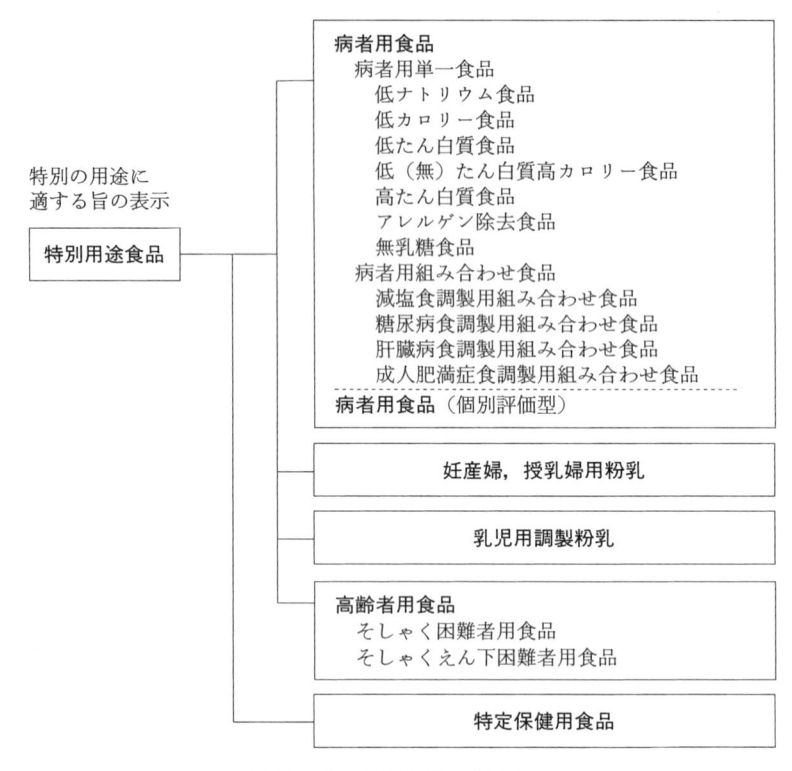

- 病者用食品
  - 病者用単一食品
    - 低ナトリウム食品
    - 低カロリー食品
    - 低たん白質食品
    - 低（無）たん白質高カロリー食品
    - 高たん白質食品
    - アレルゲン除去食品
    - 無乳糖食品
  - 病者用組み合わせ食品
    - 減塩食調製用組み合わせ食品
    - 糖尿病食調製用組み合わせ食品
    - 肝臓病食調製用組み合わせ食品
    - 成人肥満症食調製用組み合わせ食品
  - 病者用食品（個別評価型）
- 妊産婦，授乳婦用粉乳
- 乳児用調製粉乳
- 高齢者用食品
  - そしゃく困難者用食品
  - そしゃくえん下困難者用食品
- 特定保健用食品

図5－3　特別用途食品の分類

4）**食品の栄養表示基準制度**　厚生労働大臣によって定められた制度で，栄養成分や熱量を表示しようとする場合に，どのようにそれらの含有量を示すかという基準が設定された。栄養成分には，三大栄養成分，微量栄養成分，非栄養成分がある。表5－9に栄養表示成分の適用範囲にあるミネラル・ビタミンを示した。

表5－9　栄養表示基準の適用範囲にあるミネラル・ビタミン

ミネラル	カルシウム，鉄，カリウム，リン，マグネシウム，亜鉛，銅，マンガン，ヨウ素，セレン，ナトリウム
ビタミン	ビタミンA，ビタミンB_1，ビタミンB_2，ビタミンB_6，ビタミンB_{12}，ナイアシン，ビタミンC，ビタミンD，ビタミンE，ビタミンK，葉酸

2. 食生活と加工食品　157

表5－10に含有量表示の際の単位，表5－11に分析値の範囲を示した。

表5－10　含有量の表示の際の単位

エネルギー	kcal
たん白質 脂　質 糖　質	g
カルシウム 鉄 ナトリウム	mg
ビタミンA ビタミンD	IU（国際単位）
ビタミンB₁ ビタミンB₂ ナイアシン ビタミンC	mg

注）ナトリウムは，1,000mg以上の場合にはgで表示する。

表5－11　分析値の範囲

エネルギー たん白質 脂　質 糖　質 ナトリウム	－20％～＋20％
カルシウム 鉄 ビタミンA ビタミンD	－20％～＋50％
ビタミンB₁ ビタミンB₂ ナイアシン ビタミンC	－20％～＋80％

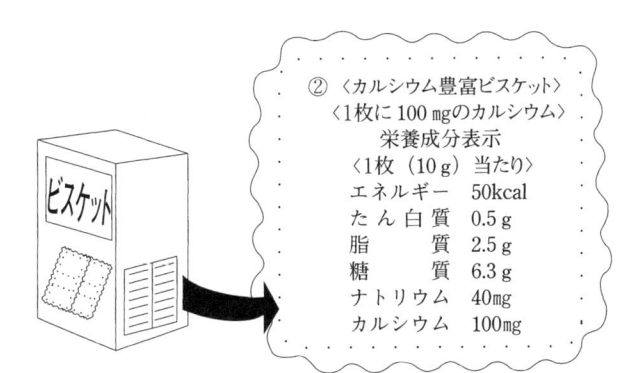

②〈カルシウム豊富ビスケット〉
〈1枚に100mgのカルシウム〉
栄養成分表示
〈1枚（10g）当たり〉
エネルギー　50kcal
たん白質　0.5g
脂　質　2.5g
糖　質　6.3g
ナトリウム　40mg
カルシウム　100mg

図5－4　栄養成分の表示：補給できることの強調表示（例）

3. 食生活における調理

1. 食文化の原点としての調理

食文化の原点は，人間はどんな食べ方をするか，すなわち，調理である。人間は，気候や風土に適した身近な動植物を食べることを試みつつ選択し，経験を重ね，歴史と文化に培われながら，「食べ方」に一つの傾向をつくり，それらを伝承し，また変容を加えながら今日に至っている。

調理とは，食品素材に必要な処理を施して，これを食用可能な状態にするための最終過程である。調理という行動を始めた人類は，他の動物とは明確に一線を画する食生活を確立した。

調理の起源における調理の目的は何であったのか，次のように考えることができる。

① 経験から知った衛生的な食べ物の調製
② 食べ物の範囲の拡大
③ 美味の追求

各地域でつくり出された調理文化は「経験」と「勘」をもとに，仲間や調理人らによって次世代へ，また家庭では親から子へと，「こつ」や「伝承技術」として受け継がれてきた。また一方で，科学的裏付けのもとに大量生産されたり，新しい食品素材や新しい道具類，外来食の導入などによって，それらの受容に対する選択が行われ，融合したり，合体したり，新しい調理を創造したりなど，試行錯誤を繰り返しながら調理文化の変容はひそかに進んでいる。

2. 美味論

(1) 食べ物のおいしさ―『美味論』の台頭―

美味論とは，おいしさを創造し，演出する技術の裏付けとなる理論である。現存するヨーロッパの最古の料理書であるといわれる『アピーキウス・古代

ローマの料理書』にも美食法が満載されているが，人間は古来より限りなくおいしさを愛し，追求し続けてきた。ほぼ同じ頃，東洋では儒教の開祖である孔子（B.C.551～479）が『美味求真』，『五味調和百味香』など，美味論の真髄を表す明言を残している。ヨーロッパで美味論または美味学という言葉が一般に広く用いられるようになったのは，19世紀初め頃からである。いまもなお世界の美味愛好者に愛読されているブリア=サヴァランの『味覚の生理学』（日本語訳：美味礼讃）の出版もこの頃であった。

　このおいしい食べ物に対する欲求は，人類の歴史が続く限り止むことなく続くであろうし，おいしさを求める努力が重ねられていくであろう。そこには，栄養学や調理の技術では解明することのできない伝統と心のあやなす「味」を中心とした人間としての美味学が存在するのである。

　(2) **食べ物（客体）のおいしさの要素**

　身近な日々の食生活のなかで，食事を快適においしくいただくためには，食べ物（客体）と食べる側（主体）とのかかわり方を最高に好ましい状態に整えることが必要であり，愛と安らぎと歓びの雰囲気をかもし出すことが大切である。図5－5においしさの構成要素をまとめて示した。おいしさは五感のすべてと，さらに味わう人の生理的，心理的状態や環境，分化などがかかわっており，これらの相互作用によって決められるものがある。増成隆士は，『美味学』のなかで，「食べ物のおいしさは，生理的・感覚的な媒体とするが，しかし，単に生理的・感覚的な次元に成立するものではなく，そこを基盤としながらも，そこを超えて，知的・文化的な次元に成立するということ，そしてまた，美味はそこに存在するものだけでなく，人間が作り出すものである」[1]と述べている。

　1) **食べ物の味と香り**

　　a．味　基本味とは何かについていくつかの考え方がある。アリストテレス（B.C.384～322）は，甘味・酸味・苦味・塩味・辛味・収れん味・ざらざらした味の七つの要素があると提唱した。日本では古くより，甘味・酸味・鹹味（塩辛い味）・苦味・辛味の五味に分類してきたが，中国でも同じような分類が

行われており，五味の分類は中国からきたものと思われる。味に関する研究ではヘニングの四基本味説（1916）があるが，これは味感覚を甘・酸・苦・塩の四基本味とする四面体で示し，すべての味は四面体で囲まれた空間中の1点で表現できるという考え方である。日本におけるうま味調味料の研究と発展は，四基本味説にうま味を加えて五基本味説を有力なものにしている。うま味は四基本味を混合してもつくることのできない独立した味であることが確かめられている。そのほか，渋味・えぐ味・アルカリ味・金属味などがある。複合味はエキスの味であるということができ，こく，広がり，厚みなどといわれているものは味の描写味ということができる。食べ物の呈味成分は，舌の表面にある味蕾を通じて味細胞を刺激し，味覚神経によって大脳皮質の味覚中枢に伝えられ，味が知覚される。

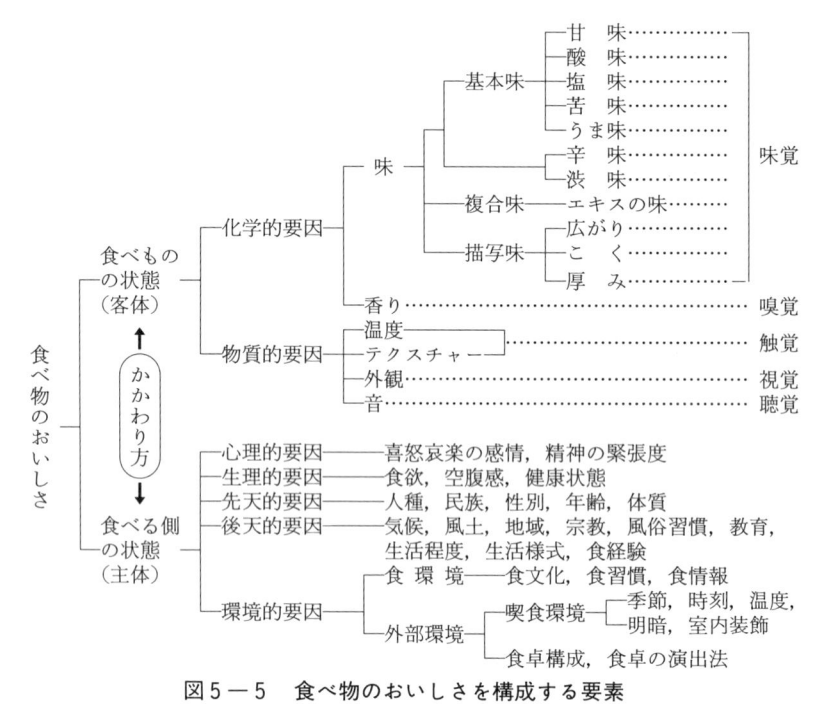

図5－5　食べ物のおいしさを構成する要素

（川端晶子：『調理学』p.27，建帛社，1997　一部加筆）

b．香　り　　食べ物の香りは味とともに嗜好性を左右する重要な因子である。食べ物の香気物質は分子量の小さい揮発性物質があるが，吸気に混じっている匂い分子は嗅上皮を覆っている薄い粘膜層に溶け込み，嗅毛で受容されると嗅細胞が興奮し，嗅覚神経によって大脳皮質の嗅覚中枢に伝えられ，匂いが知覚される。食品はそれぞれ固有の香りをもつが，単一の香気物質で香りが構成される例はほとんどなく，多くの成分の複合刺激によって香りが特徴づけられている。

　2）　食べ物のテクスチャーと適温
　a．食べ物の物性とテクスチャー：テクスチャーとは，マッツ（1962）によれば，温度感覚と痛覚を除いた食品の物質的性質（物性）であり，主として口中の皮膚や筋肉の触覚によって決定されるものであると定義されている。ただし，食品を手や指で触ったり，スプーンなどでかき回したり，押したりしたときの感触や視覚によってもある程度は推測できる。

　b．温　度：食べ物にはそれぞれおいしいと感じる温度域がある。一般に温かい食べ物は60～65℃前後，冷たい食べ物は5～10℃が快い感覚を与える。調理した食べ物の温度は外界との温度の差によって刻々変化するので，最もおいしい状態で賞味できるように，供するタイミングが大切である。温度の変化と同時に色あせることも多く，香りもテクスチャーも変化しやすく，食欲にも影響を与える。

　3）　おいしさの感覚　　食べ物のおいしさは五感によって知覚される。五感のうち，視覚は食べ物の形，大きさ，色，つや，きめ，さらに食器，盛り付けなど，食べ物の第一印象をとらえる。嗅覚には鼻から入るアロマと口中に入った食べ物から鼻腔に達して刺激する香りとがあるが，後者はとくに味と関係が深く，フレーバーともいわれている。触覚は唇と舌，歯肉，口蓋などで感知されるものが主で，結果として生じる感覚を食感と呼んでいる。味覚は舌および口中で甘味・酸味・塩味・苦味・うま味のほか，皮膚感覚をも伴った辛味，渋味などを感知する。聴覚は食欲と深い関係にあり，生野菜やせんべいを嚙む音，そばやうどんをツルツルとすすり込む音など，食欲をそそり，おいしさを

増強する。

(3) **食べる側（主体）のおいしさの要素**

1) **心理的要素**　食べ物のおいしさは喜怒哀楽の感情や精神の緊張度によっても左右され，心理状態は食べた後の消化，吸収にも影響を与える。明るく平和で，心豊かな，整った受容性のある心理状態のもとで食べる行為をもったとき，食べ物としての最高の価値が現れる。

2) **生理的要素**　おいしさに影響を与える生理的要因は，良好な健康状態のもとで，適度な空腹感と食欲をもっていることである。母乳をもとめる乳児の行動にみられるように，食欲は生まれてから死ぬまで，生きる欲望のある限りはもち続ける個体保存のための重要な欲求である。成長に伴い，人間の食欲現象は多様性を示してくる。

3) **先天的，後天的要素**　おいしさに対する生まれつき備わっている要因として，人種・民族・性別・体質などがあり，生まれてから後に身につく要因として，気候・風土・地域・宗教・風俗習慣・教育・生活程度・生活様式なども考えられる。

4) **環境的要素**　環境要因には，食文化・食習慣・食情報・喫食環境などがある。歴史や文化に培われながら，世界のさまざまな地域に最も適した食べ方が発達，気候・風土・宗教などによって食べ物の嗜好性に特徴がみられる。また，食文化は社会の変革に伴い多様化し，食べ物の嗜好性にも多様化がみられる。人間は生まれた環境のもとで，親から与えられた食べ物をとって成長し，嗜好の基礎を築いていく。その結果，地域住民の集団には，産地や生産物をもとにした食習慣が育てられ，各地に多彩な食文化が生まれ，固有な嗜好の基礎が形成される。また，食情報や新しい学習によっても，個々人の食習慣がつくられていく。

また，食べ物のおいしさは，天候，温度，湿度，昼夜，明暗，室内装飾などの影響も受ける。

食卓構成の基本理念は"心のふれあう楽しい食生活"（厚生省『健康づくりのための食生活指針』）の雰囲気づくりである。日常の食卓は最も大切であり，惰

性に陥ることなく，日に新たに，明るく，新鮮なセンスの食卓を演出するように心がける必要がある。

3. 調理の4面体

(1) 調理と料理

食品材料に，洗う，煮る，焼くなどのさまざまな処理がほどこされ，その結果，人びとの食指を動かすおいしい食べ物ができ上がるが，これらの食品に加えられる種々の処理を調理という。一般に，調理と料理の関係は，図5－6のように考えられている。すなわち，食品素材に対して，ある処理（調理）を施すと食べ物である料理ができ上がるということである。

調理の起こりは，火の発見とともに始まったといわれるが，長い歴史と文化に培われながら，世界各地に最も適した食べ方が発達し，調理にもその特徴がみられる。料理様式の主流を世界に求めるならば，日本料理様式，中国料理様式およびフランス料理を中心とした西洋料理様式の三つをあげることができ，それぞれに特徴がみられる。一方，従来の西洋料理だけでなく，エスニック料理をはじめ，世界の料理に対する関心も急速に高まっている。

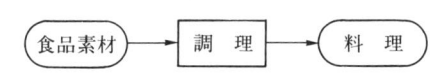

食品素材 → 調理 → 料理

図5－6　調理と料理の関係

表5－12　世界各国の食材からみた食事パターン

食事パターン	主　な　国
肉食型	オーストラリア，アルゼンチン
肉／野菜食型	アメリカ，イギリス，ドイツ
肉／魚食型	北欧諸国
肉／野菜・魚食型	フランス，スペイン，ポルトガル
穀物食型	インド，パキスタン，アフリカ諸国
穀物／野菜型	エジプト，地中海諸国
穀物／魚食型	フィリピン，南アジア諸国
穀物／野菜・魚食型	日本

（吉川誠次：週刊朝日百科，世界の食べもの，日本編，12，276　1983）

しかし，切る，洗う，煮る，焼くなどの単位操作の理論は，いずれの様式別料理を調製する場合にも共通するものがある。

近年の世界各国の食材から食事パターンをみると表5－12のようである。

調理のくり返しから身についた老練さや，調理過程におこる現象のなかから引き出された法則性は，昔から「調理のこつ」といわれ，現場で大切に伝承されることが多かった。この調理のこつも，なるべく多くの人びとに理解され，誰もがおいしい料理を手軽につくれるように，調理操作の科学的解明に努力が払われるようになった。

(2) **調 理 工 程**

広義の調理の対象には，食事の計画すなわち，献立の作成から出発し，調理の素材を選び，準備調理操作を経て主要な調理操作を行い，衛生的に安全で，栄養のバランスがととのい，おいしい食べ物を完成して食器に盛り，供食が終わるまでのすべてのプロセスが含まれる。

調理の過程を系統的に把握するために，処理手順に従って図示したものが，図5－7の調理工程図である。

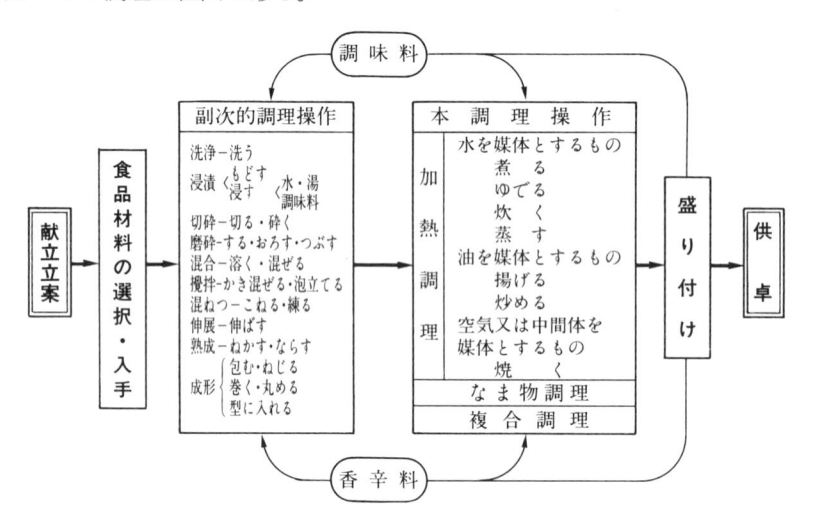

図5－7　調理工程図

(川端晶子：『応用自在な調理の基礎，日本料理篇』(河内一行・川端晶子編), p.8, 家政教育社, 1991)

(3) 調理の体系化

調理の誕生は，人類の歴史の始まりであるとみなされているが，火を使った調理と技術が食文化の出発点と考えられている。狩猟や漁り，採集で得た食材を直火で焼いたり，炙ったりすることはもちろんのこと，燻製にするなど，おいしい食べ物をつくることに熱心であるとともに，調理方法の種類を増やすために，道具の工夫や発明を試みてきた。加熱調理に続いて発酵の手段が用いられ，パン，ワイン，チーズ，漬物などが生まれた。加熱調理は焼く，炙ることから始まり，やがて，ゆでる，煮る，炒めるなどの調理法も加わり，多様な調理法が工夫されて食生活を豊かにした。調理法の体系化の試みがなされているが，その例として，図5－8に調理の四面体を示したが，調理の法則性を解析する媒体として，また，新しい料理創作の媒体としての機能をもっている。図5－9には例として中国料理の調理の四面体を示したが，料理構造は異なった調理文化の特徴を知るうえでも有効である。

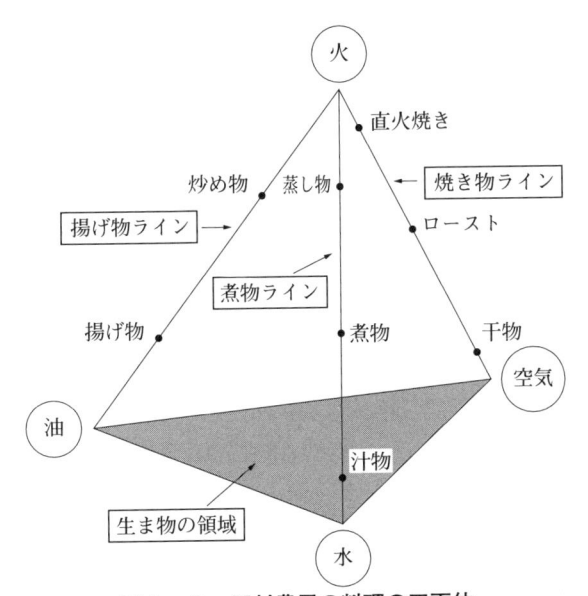

図5－8　玉村豊男の料理の四面体
(玉村豊男：『料理の四面体』鎌倉書房，1980，川端晶子一部加筆)

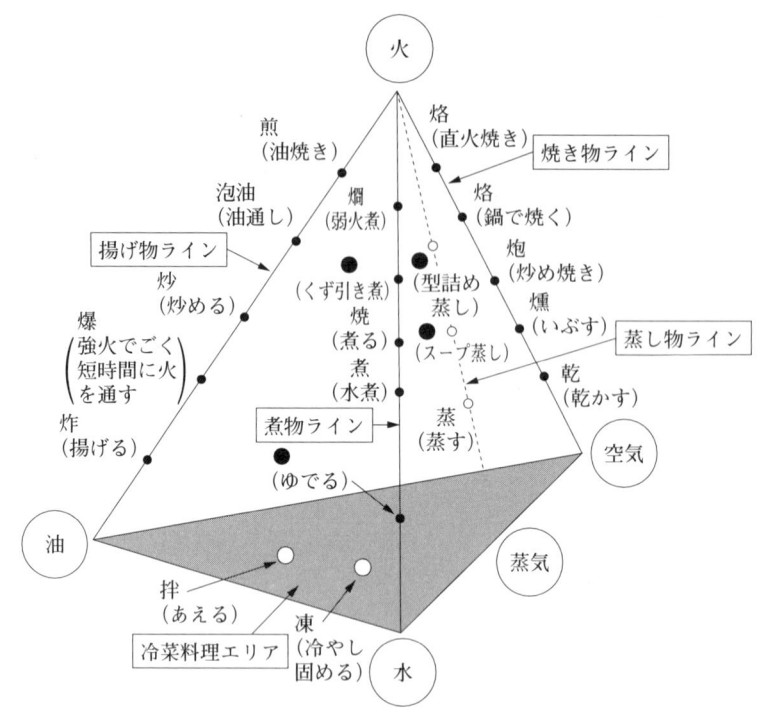

図5－9　中国料理の「調理の四面体」
(川端晶子：『調理文化学』(大塚滋・川端晶子編著) p.131　建帛社, 1996)

(4) 様式別料理の特徴

　世界のさまざまな地域に歴史と文化に培われながら，食べ方に一つの傾向をつくり今日に至っている。そこに料理様式が生まれ，系統化がみられる。現在，① 献立構成と供食方法，② 食材と調味料・香辛料，③ 調理操作と調理工程の三つの観点より，料理様式を世界に求めるならば，日本料理様式，中国料理様式，洋風料理様式の三つに代表されるであろう。

　1)　日 本 料 理　気候風土の関係から特徴的な食材は魚，鳥，野菜であるが，これらの食材は四季の変化により種類や質，量を異にする。日本料理は季節感を大切にし，新鮮な材料を賞味することを第一としている。盛り付けにも自然物を型どったり，草木の目や花を配し，色彩を楽しむ。食味では，甘味，酸味，塩味，苦味，辛味の五味の調和に重点をおき，一般に淡泊で繊細な味覚

を尊ぶ。近年，甘味，酸味，塩味，苦味にうま味を加えて5基本味とする考え方もある。

2) **中 国 料 理**　各種の肉類，魚介類，野菜類が豊富に使われバラエティに富む。また，食材として多くの特殊材料が用いられ，その珍重さによって席の格付けがなされるほどである。特有の調味料，食材として用いられる漢方薬，香辛料が多く医食同源の思想が根強い。また，油脂を多く用いるが油っぽさを感じさせない。味を楽しむ料理といわれ，味の重厚さと変化に富んだ食品の組み合わせが特徴的である。

3) **洋 風 料 理**　現在，洋風料理の中心はフランス料理であるが，英米伊その他の国の料理においても近似した料理様式を示す。日本のような季節感に重きをおくよりもむしろ調理技術に重点をおいている。一品一品の料理は味のうえからも食品の組み合わせからも独立性をもっている。各料理に適したいろいろな種類のワインが供される。芳香植物，香辛料が多く用いられ，香りを楽しむ料理ともいわれている。また，料理には数多くのソースが工夫され料理を引き立てている。

4. 献立からみた食生活

献立は，食事の内容を構成する料理の種類とその組み合わせを定めるものである。献立体系は食文化によって異なるが，「人間はどのような食べ方をしたらよいか」を考えるとき，その基本となるのが献立である。

1. 献立の分類

献立は目的によって表5−13にように分類される。

2. 献立の要素

献立には，いくつかの要素があるが，目的に応じてそれらの要素の強弱を裁量する。

表5-13 献立の分類

献立の種類	献立の内容	
供応食（料理様式別）	日本料理様式献立	本膳料理 懐石料理 会席料理
	中国料理様式献立	莚席 家宴（ホーム・パーティ） 冷餐酒会（立食パーティ） 鶏尾酒会（カクテル・パーティ）
	洋風料理様式献立	正餐（ディナー） ビュッフェ・パーティ ティー・パーティ カクテル・パーティ
	エスニック料理献立	各民族特有の食文化を背景にした献立
	折衷料理献立	異なった料理様式が融合した新しいスタイルの料理
日常食	ライフステージ別献立	乳幼児期食 学童期食 青年期食 壮年期食 老年期食
特別栄養食	妊・産・授乳期食，形態別食，病態別食，スポーツ栄養食，労働栄養食	
集団給食	医療給食，学校給食，福祉施設給食，事業所給食	

川端晶子：『献立学』（熊倉功夫・川端晶子編著）p.2，建帛社，1997

(1) 文化的要素

食べる営みは文化である。古典的な文化の定義によれば「文化とは生物としての人間に遺伝的に繰り込まれた行動ではなく，人間の集団のなかで後天的に習得した行動をさす」という。世界の各地各様の食べ方の違いは文化の違いから生みだされたものであり，日本料理様式の懐石料理，中国料理の莚席，洋風料理の正餐などの献立は，それぞれの地域に生まれた食文化の粋ともいえよう。

4. 献立からみた食生活　169

(2) 健康的要素

人間が食べることの第一義は生理的意義である。食物摂取によって自らの健康を再生産し，健康で活力に満ちた豊かな人生を送るとともに，健全な子孫を残して民族の繁栄をこい願っている。献立は栄養バランスのとれていることが最も基本的な要素として要求される。さらに，生理的，心理的に満足される献立であることが望まれている。

(3) 嗜好的要素

歴史と文化によって生まれた嗜好性は，民族・地域・宗教・食習慣・環境，さらに個人（食べる側，すなわち主体）の食体験や健康状態，心理状態などによっても異なる。一方，食べ物（客体）の化学的あるいは物理的要因から派生する味・香り・温度・物性・外観など，それを受け入れる味覚・嗅覚・触覚・視覚および聴覚，すなわち，五感で食べるといわれているように，総合的に満足を与える献立構成が望ましい。

(4) 環境的要素

現在，日本では世界諸国から多くの食材を輸入して，豊かな食生活を営んでいるが，日々の献立にも世界各地からの食品が見られる。私たちの食の営みは食材の価格に左右されるが，流通機構を認識しながら，価格の変動にも対応できる素養をもつ必要がある。食を取り巻く直接的な環境問題として，調理排水，使用ずみ油，廃棄物，残飯，食品関係の包装紙類などの問題もあり，献立づくりに環境的要素も考慮しなければならない。

(5) 調理機能的要素

調理システムは，準備調理工程，調理工程，仕上げ工程に大別できるが，全体を通じて「安全」と「能率」が調理機能的要素である。「安全」には人間工学的観点からの安全性と衛生的安全性がある。食材の種類，調理施設の構造，器具，機器などに適した厨房における調理システムを構築する必要がある。勝手における調理の能率化には，加工食品や調理済み食品などを利用したり，電子レンジ調理などを利用することも考えられる。献立づくりに調理機能的要素を考慮に入れることが大切である。

5. 調理環境からみた食生活

人間は民族や地域によってそれぞれ特徴的な食生活を営んでいるが，地域の環境条件が最大の要因である．今日，食を取り巻く環境問題は多くの課題を抱いているが，調理と環境については，食生活の変化の中での調理行動，調理環境，エコクッキング，調理衛生，食の形態，食情報などの問題がある．

1. 調理行動からみた食生活の二大潮流

日本人の食生活が「調理」を核としてどのように変化したかをみると，1955年以降，二つの傾向，一つは，食のレジャー化と食の簡易化である．食のレジャー化は空腹を満たし，栄養を摂ることだけではなく，よりおいしいものを求め，味を楽しむとともに，食卓の雰囲気を盛り上げ，食事の場を家族団らんやコミュニケーションの場として楽しむ傾向である．もう一つは，食生活をなるべく手軽に済ませようとする食の簡素化であり，1960年に入るとインスタントラーメンが登場し，1970年代にはカレーを中心としたレトルト食品が急成長した．冷凍調理済み食品も順調に伸び，これらのコンビニエンス食品は家庭での調理の手間を軽減し，家庭電気調理機器の発達は簡便化に拍車をかけた．

人間は，おいしい，そして新しい食物を追い求める一方，食習慣の保守性により，伝統食品や伝統的な料理に愛情を感じ，心に安らぎを覚えるという二つの異なった欲求をもっている．

手づくり料理とインスタント料理，楽しむ料理とビジネス的な料理というように，調理も高級化・多様化の傾向と簡便化傾向とに分かれる，いわゆる二極分化現象がみられる．

2. 調 理 環 境

調理環境の要因には，日本人の食に対する生活習慣・文化システム，日本の経済・社会システム，世界の経済・社会システムがある．歴史と文化に陶冶さ

れながら，食べ方に一つの傾向をつくって今日に至っているが，調理を取り巻く環境と調理に直接的な影響をもたらす食材の流通，価格，品質，種類，水，エネルギー源，調理機器などがある．

3. 台所から考える地球環境

近年，エコクッキングという言葉が使われているが，エコ（ecological＝生態学的・economical＝経済的の両面）とクッキング（cooking＝調理）を合わせた造語である．すなわち，エコクッキングとは台所（厨房）から地球環境を考えることであり，台所から毎日出る排水や生ごみ，廃油の量を抑え，環境にやさしく，地球に負担をかけないことをねらいとしている．

4. 調理衛生

最近の食中毒の発生は調理段階での事故が多く，衛生管理の重要性が叫ばれている．食中毒の原因食品は，商品として流通販売されている加工食品よりもむしろ家庭や食品営業社によって調理されている食べ物に由来することが多く，調理法や保存法に問題があるのではないかと考えられている．

5. 食事の形態

食事タイプの変化から，内食，中食，外食という言葉が生まれた．内食とは家庭で調理し，食べる食事のことであり，外食とは家庭外のそば屋，寿司屋，レストランなどで食べることである．中食とは，内食と外食の中間的な食の形態をいい，惣菜，デリカ食品（サラダ，コロッケなどのようなすぐ食べられるおかず），持ち帰り弁当などを利用する食事である．これらの食形態の変化と呼応して，家庭内で行われていた調理の多くが社会へ進出し，調理食事産業が盛んとなった．

6. 食情報

食情報とは，消費者が食品や食べ物を適正に購入，使用するために必要とす

る情報であるが，今日消費者は情報の氾濫のなかで生活している。食情報には，安全情報，栄養情報，食材情報，調理情報，味覚情報（旬情報，鮮度情報，うまいもの情報など），価格情報，新製品情報などがある。情報源には農林水産省や厚生省などの国レベルのものもあれば，地方自治体，教育機関，企業などのものもある。新聞，雑誌，テレビ，ラジオをマスコミ4媒体というが，これらの食に関する情報発信量は年々増加し，これらの情報は食生活に大きな影響を与えている。

　最近の食生活の多様化と変容には，目を見張るものがあり，さらに新しい次代への足音が高まっている。食の営みのターゲットは「おいしく食べて健康でありたい」ということであり，日常茶飯事の食行動はこうした願いを秘めた，楽しみの時間でもある。包容力の豊かな日本人は，世界さまざまな地域の食文化を取捨選択し，同化しながら日常食のなかに取り入れてきた。伝統的な調理文化に，他民族，とくに欧米や中国型の調理文化を融和し，今までにない新しい食文化を築きつつあるように思われる。食文化の原点である調理のありようが，食生活を左右するともいえる。

引用文献

1）増成隆士・川端晶子編著：『美味学』p.2，建帛社，1997

第6章　望ましい食生活づくり

1.　食生活の担い手

1.　社会の食生活の担い手

(1)　政治や行政に携わる人

　世界の食料・栄養の問題については，国連の食糧農業機関（FAO），世界保健機関（WHO）をはじめ，ユニセフ（UNICEF）などの国際機関が，人類の食生活を守るという世界的視野で各国に勧告・助言を行い，先進国に対しては開発途上国の食料と技術の援助を要請している。これらの国際機関は，地球上の人びと，とくに国民の食生活を自力で守ることの困難な貧しい開発途上国の食生活を担っているといえよう。

　また国や地域のレベルでは，食料政策をはじめ，保健関連施設，食教育に関連する文教施策，労働条件に関する施策など，私たちの食生活に不可分な政策決定にかかわる政治・行政に携わる人たちが，国民の，そして地方住民の食生活の基本的な部分を担っている。

　食生活に関する国の基本施策は国会で決められ，栄養，衛生など健康にかかわる行政は厚生労働省，食料の需給にかかわる行政は農林水産省が中心になって行っている。

(2)　食品提供者

　一方，食品生産者，食品製造業者，流通業者，食品販売店，飲食店などの食品提供者も，私たちの食べ物に直接・間接に大きな影響を与えている。つまり

彼らも私たちの食生活の担い手であるといえよう。しかしわが国のような資本主義社会では，食品の商品化が際限なく進み，消費者のためを考えるより，利益優先の傾向が強く，消費者不在の飽食社会を現出している。これらの業者は，私たちは限られた資源の地球に住んでいること，自分たちの扱う食べ物が人びとの健康にかかわるものであることを再認識してほしい。

食品の商品化の行き過ぎを予防し，是正するためには，国民の食生活の担い手であるという業者の自覚，消費者からの働きかけ，購入にあたっての消費者の賢明な選択，行政による指導が期待される。

2. 家庭の食生活の担い手

家庭では，食事づくりを担当する人が，家族の食事管理について最も関心と責任をもつべきであろう。日本のみならず世界のほとんどの国で，これまで家庭の食事づくりは主に主婦の仕事であった。男女の役割区分は消えつつあるが，大勢には今後も大きな変化はないであろうから，家族の食生活の担い手は一般的には主婦といえるであろう。心身の健康は幸せの基本であることを考えれば，家族の健康を守る食事管理と，食行動全体に対する食教育は，大変重要な仕事である。家庭で食事をする機会が減る傾向にあるとはいっても，やはり家庭の食事を中心とし，家庭外の食事はその関連のなかで考えるというのが健全なあり方と思われる。

外での食事に選択の余地がない場合は，逆に家庭の食事で調整することになる。たとえば，学校給食の食事内容は，通学区の家庭の平均的食事状況を考慮して決められてはいるが，事前に献立表を家庭に配布しているのは，家庭の食事は学校給食との関連で計画してほしいという意図があるからである。

3. 個人の食生活の担い手

(1) 集団給食施設の栄養士

学校給食，職場給食，病院給食等，特定な人を対象に継続的に食事を供している集団給食施設では，健康増進法に基づいて，栄養士が教師や医師との連携

のもとで，その給食を通して喫食者の栄養の管理・指導にあたっている。したがって，栄養士はその集団に所属している人たちの，食生活管理の一部を担っている。

(2) **食生活のアドバイザー**

家庭や集団給食には，食べる人のことを考えて食事を提供し，助言してくれる人がいるが，私たちの食生活はそれ以外の場でも営まれ，社会的なさまざまな条件に取り囲まれているから，どういう食生活が自分にとって最善かの判断に迷うことが多い。そこで個人の食生活をアドバイスする人の存在が必要とされ，行政面では，都道府県・市町村の保健所，市町村保健センター，健康増進センターなどが，厚生労働省の方針を受けて，相談事業などの住民サービスを行っている。そのほか，公私の立場で，栄養学者（栄養医，臨床医，農学者，薬学者，家政学者），栄養士（行政，学校，事業所，独立開業）が，教育・相談の機会を提供しているほか，最近ではこのような需要を察知し，さらに食事の演出面にも力をいれて，フード・コンサルタントなどの名で相談事業をする人たちもふえている。

(3) **個人の食生活を究極的に担う人＝自分自身**

私たちは一人ひとり，体格，健康状態，生活条件，生活上の好みが異なる。たとえ栄養士が管理する集団給食でも，供与される栄養量はその集団の平均栄養所要量によっているから，個人にそのまま適するものではなく，自己調整の必要があるのである。また，かりに栄養相談を受けても，アドバイザーは通常与えられたデータの範囲で判断した一般方針を示してくれるに止まる。

つまり究極的には，個人の心身の健康を守る食生活の担い手は自分自身である。他人任せにはできないものであることを銘記して，いわゆる"つくられた食生活"に陥らず，自主的に食生活を営み，自立した生活をすることが大事である。そして同時に，食環境改善のために社会へ働きかけることも必要である。

4. 望ましい食生活づくりの必要性

(1) 家庭的・社会的存在である個人として

"個人がどういう食事をするかは，本来その人の自由である。自分の食事の結果たとえ病気になろうと，他人からとやかく言われる筋合いはない"という人がいる。果たして，それでよいのだろうか。

実は，不健全な食事は，単にその人個人に身体的・精神的に悪い結果をもたらすだけではすまない。私たちは，過去・現在・未来においてなんらかの形で家庭に所属し，また，すべての人は社会的存在でもある。したがって個人の食生活は，所属する家庭，社会，さらには地球上の人々の生活にも影響を及ぼすものであることを考えなくてはならない。

一家の中に病人がいれば，金銭的・時間的・労力的に家族の負担がふえ，精神的にも家族の皆が決して幸せとはいえなくなる。また病人が多ければ，その社会の健康水準を低め，医療費がかさみ，健康保険制度は破綻をきたす。高齢化社会ではとくに，健康な老後のために成人病の予防が必須である。成人病は長年月にわたる不適当な生活習慣，とくに不適切な食生活が最大の原因といわれる。最近日本では，小学生にも成人病の症状を示す者がみられるようになり，憂慮されている。

一方，地球の資源には限りがあり，世界の人口増と食料生産量のアンバランスが問題になっているが，経済的に豊かな先進国に買ってもらえる高級な食料を生産するために，開発途上の貧しい国々の森林が伐採されて環境が破壊されたり，沿岸に海洋養殖場がつくられて現地人の常食魚が獲れなくなる，第三世界で生産される食料がその国で消費されずより高い価格で先進国に買い取られるなど，贅沢な食生活の人がふえれば，貧しい人々の生活がおびやかされるという状況が現存している。

だから，自分がどんな食生活をしようと勝手だとはいえないのであり，ここに自他のために，望ましい食生活をする必要があるのである。

(2) 自立した生活者として

現在は，単身生活の人を除き，他人任せの食事をしている人が多い。

従来，男は外で働いて収入を得，それで家族を養い，女性は家にあって家事に専念するという役割分担があり，主婦が職業をもっている場合でも，依然として家事は女性のすべき仕事とされ，食事づくりについての知識・技術の習得は女性だけに必要といわれていた。

しかし近年は，男女とも外食の機会が増える傾向にある。自分で食べるものを選択しなければならない時，食べものについての知識がないために，嗜好や，単なる習慣，みかけの値段だけで選ぶ人たちが多い。また，単身赴任や妻の病気，妻に先立たれた独り暮らし老人など，男性といえど，自分の食事を他人頼みにすることのできない場合が増えてきている。こんな時，"男子厨房に入るべからず"とか"男の子は食べもののことを口に（話題に）するものではない"などといって育てられた世代の男性は，みじめな思いをしなければならなくなっている。これまでの男性は，生活的に，人間として必要な自立をしていなかったからである。

今後は，女性の社会進出が進み，男女の役割分担も一層不明確になるであろうし，経済大国日本では食の社会化（外部化），多様化，高級化もますます進むことであろう。したがって，男女を問わず一人ひとりが，自分の身体，自分の生活に適し，社会的にも望ましい食生活はどうあるべきかを，栄養面からのみでなく，世界的な視野に立って，知り，理解し，判断して，恣意的な食物選択に陥らず，個性的ながらも賢く，自分の食生活を営んでゆかねばならない。

2. 食の専門家

1. 栄養士と管理栄養士

(1) 栄養士の歴史

1) 栄養士の誕生　アメリカで栄養学を学んで帰国した佐伯 矩（さえきただす）が

1925（大正14）年，私立の栄養学校を設立し栄養指導者の養成を開始したが，最初の栄養士は1926（大正15）年にこの栄養学校を卒業した15名であった。彼らは各方面の栄養改善のために活躍した。最初は栄養士としての身分は不安定であり，公的には認められていなかったが，1928（昭和3）年愛媛県が栄養技手に任命し，栄養改善業務を行うようになってから，その地位が次第に固まっていった。1934（昭和9）年の東北地方の冷害では栄養士が共同炊事の普及指導に活躍した。そこで1936（昭和11）年，東北6県の衛生課に栄養士を配置し，また1937（昭和12）年の保健所の設置に際しては，栄養指導を行う者として保健所に栄養士を配置した。1945（昭和20）年第二次世界大戦中，厚生省令による栄養士規則ができ，栄養士の公的資格が認められるようになった。

2）栄養士と管理栄養士制度の推移

1947（昭和22）年　栄養士法の制定：法律によって栄養士の身分，業務が明確に定義され，栄養指導の専門職として位置づけられた。

1962（昭和37）年　管理栄養士制度が設けられ，栄養士のなかで複雑または困難な業務を行う者を管理栄養士として登録することとなった。

1963（昭和38）年　第1回管理栄養士試験が実施された。

(2)　「栄養士」・「管理栄養士」とは

いずれも栄養士法によって規定されている資格である。この法律の第1条には「栄養士及び管理栄養士の定義」が書かれている。

1）**栄養士**　この法律で栄養士とは，都道府県知事の免許を受けて，栄養士の名称を用いて栄養の指導に従事することを業とする者をいう。

この場合，＜栄養士の名称＞とは，栄養士の免許をもっていることである。また，＜業とする者＞とは，実際に栄養指導の仕事に従事し，それをもって収入を得て生活している者という意味である。

2）**管理栄養士**　この法律で管理栄養士とは，厚生労働大臣の免許を受けて，管理栄養士の名称を用いて，傷病者に対する療養のため必要な栄養の指

導,個人の身体の状況,栄養状態等に応じた高度の専門的知識及び技術を要する健康の保持増進のための栄養の指導並びに特定多数人に対して継続的に食事を供給する施設における利用者の身体の状況,栄養状態,利用の状況等に応じた特別の配慮を必要とする給食管理及びこれらの施設に対する栄養改善上必要な指導等を行うことを業とする者をいう。

(3) **栄養士と管理栄養士の業務**

栄養士,管理栄養士は,食物や栄養を通じて,健康の維持増進の指導を業とする専門職であり,食物や栄養に関する専門知識をもつとともに,豊かな人間性と理論化された指導技術と使命感が備わっていることが大切である。

現在,栄養士・管理栄養士は次のような業務を行っている。

① 行政機関……保健所,健康増進センター,市町村等での栄養行政・指導
② 学校関係……小学校,中学校,学校給食共同調理場などの学校給食
③ 福祉施設……児童福祉施設,社会福祉施設などの給食
④ 工場・事業所……給食
⑤ 教育養成施設……栄養士養成施設,調理師養成施設の教員
⑥ その他……研究機関での栄養関連の研究,自衛隊,船舶などでの給食,在宅栄養士としての活動

2. 調理師と専門調理師・調理技能士

(1) **調　理　師**

調理師とは,都道府県知事の免許を受け,調理師の名称を用いて調理の業務に従事する者である。調理師という名称は,法的には調理師法によって,修業年限1年以上の調理師養成施設を卒業するか,あるいは一定の調理施設で2年以上調理業務に従事したのち,調理師試験に合格することによって与えられる資格である。調理に従事する者は,公衆衛生上,伝染病,食中毒などの発生防止に重要な責任があるばかりでなく,調理により食品の栄養をそこなうことなく,安全でおいしいものをつくるために,食品や調理方法などに関する知識,技能について一定の資質が必要である。調理師は業務の独占は認められていな

いが，調理師でない者が調理師またはこれと紛らわしい名称を使用することは禁じられている。

(2) 専門調理師・調理技能士

食生活が外食または既製食品への依存が高まっているなかで，これらの仕事と密接なかかわりをもつ調理師に，公衆衛生，栄養および健康づくりなどの広範な知識と新しい調理技術技能を兼ね備えた優秀な人材が求められ，この要請に応えて，1982（昭和57）年に「調理技術技能評価試験」制度が国家試験として発足した。この試験は，学科試験と実技試験とからなり，両方の試験に合格した者が，厚生労働大臣から「専門調理師」，「調理技能士」の称号が与えられる。実技試験は，実際の調理作業試験であり，日本料理，西洋料理，めん料理，中国料理，すし料理，給食用特殊料理の6部門がある。

3．フードスペシャリスト

(1) フードスペシャリスト誕生の背景

近年，わが国の消費者は食物や食生活に対する健康志向や安全性指向を強めているが，それとともに豊かさ，おいしさを追求している。単に栄養や調理の面からばかりではなく，感性，コミュニケーション，マナーといった食生活のもつ多様な機能が改めて注目されている。

これまでの食品の生産や加工の現場には確かな知識や技能をもつ専門家が多くいたが，流通や販売などの消費者に近い位置には食の専門家が不足している。

すなわち，生産から消費までの流れのなかで，送り手（生産者側）が大きな比重を占めている。食品は生産または輸入されたのち，流通機構を通じて市場に流れ，小売店・スーパーなどにより消費者の手に渡り，家庭またはレストラン・食堂などで調理され食されるが，これらの段階において〈食の専門家〉は存在せず，わずかに栄養士が栄養面から栄養管理するにすぎない。そこで，これらの流通・消費分野の食の専門職が求められているなかで，ここに登場したのがフードスペシャリスト資格である。

(2) フードスペシャリストとは

フードスペシャリストとは，食に関する専門知識をもち，食品の官能評価・鑑別など，品質を評価する技能をもつ。また，食べ物についての情報を流通・販売者と消費者に報らせる。そのうえ，料理を提供する分野では，快適な飲食ができるようコーディネートし，さらに食に関する消費者のクレームが処理できるよう，大学・短期大学でフードスペシャリスト協会が指定した学科目・単位を履修し，同協会が行う試験に合格した者に与えられる資格である。

1996（平成8）年12月，日本フードスペシャリスト協会が設立され，同時に新しい「食」の資格として，フードスペシャリストが誕生した。

(3) フードスペシャリストの業務

フードスペシャリストは流通や消費分野で活躍が期待されているが，各分野の具体的な業務は次のようである。

1) **流通の分野**　卸売店，卸売市場など

① 食品の需給調査，情報収集を行う。
② 食品の品質調査，すなわち鮮度・熟度検査，官能評価，成分検査を行う。
③ 食品の衛生管理を行い，保管方法における助言を行う。

2) **販売の分野**　デパート，スーパーマーケット，コンビニエンスストアなど

a．販売員を対象として

① 食品の流通状態と品質（鮮度，熟度，おいしさ）に関する情報を提供する。
② 食品の衛生管理とその陳列について助言する。
③ 食品の栄養価，機能性，嗜好性，安全性を科学的な根拠で教育する。

b．顧客を対象として

① 食品の種類・品質の選定助言と栄養・安全性について説明する。
② 該当食品に適する調理法とでき上がった料理の嗜好年代層，慢性疾患に対する適・不適，つけ合わせ料理・飲み物などのアドバイスを行う。
③ 食品商品のクレームを処理する。

c．飲食の分野：ホテル・レストラン，食堂など
① 調理担当者に対し，新しい調理システム，メニュープランニングを助言し，メニュー表のレイアウトなどを行う．
② 来客の飲食嗜好を聞き，注文料理選定を助言する．
③ テーブル，食器の選定，食空間・食環境を整備し，料理のでき上がりのタイミングなどに配慮して，お客に快適な食事を提供する．
④ お客の希望によりテーブルマナーの指導を行う．
⑤ 従業員にサービスや食品材料の科学的知識や料理の歴史的伝承の教育を行う．
⑥ 以上，飲食店を総括的にコーディネートする．

d．消費者センター
① 消費生活，とくに食に対するアドバイスを行う．
② 有害微生物，有害添加物の混入の有無を検査する．
③ 食に対するクレームを受け，メーカーや生産者に問題提起を行う．
④ 市販されている食品の調査など．

4．フードコーディネーター

(1) フードコーディネーターとは

フードコーディネーターは，食の文化の実践者，食のアメニティを創造する役割をもっている．フードコーディネーターの業務としては，フードマネージメント，メニュープランニング，快適な食事空間の演出，トータルな企画・制作などがある．

(2) フードコーディネーターの資格

1994（平成6）年10月日本フードコーディネーター協会が設立された．フードコーディネーターの資格は当協会が実施する資格試験に合格した者に与えられるが，認定資格は3級から1級までの等級がある．

a．3級（初級）資格試験：当協会が定める3級（初級）とは，食に関する科学，文化，デザイン・アート，経済・経営の各分野の知識を広く，基本的に

理解し，食関連知識の吸収や考え方のできる者とする．または，協会の定める養成施設の過程を終了した者は，所定の手続きを経て3級として認定される．

　b．**2級（中級）資格認定試験**：3級の資格をもっているか，もしくは実務経験3年以上か，協会入会後在籍2年の者が受験できる．プロのアシスタントとして関連職域でより良いアドバイスや仕事ができる能力を協会が認めた者に与えられる．

　c．**1級（上級）資格認定試験**：2級の資格をもっているか，もしくは実務経験5年以上か，協会在籍3年の者が受験できる．得意科目の申請が必要であり，申請科目について協会選任講師による面接試験がある．

5．その他

　最近，出現した新しい食の専門職として特別な公的資格を必ずしも必要としないが，使われている名称に次のようなものがある．

　(1) フードコンサルタント・フードアドバイザー

　広く消費者とのパイプ役として，薬局や商店で食の情報を提供したり，スポーツセンターで食に関する指導などを行う．

　(2) フードスタイリスト

　映画，演劇，テレビ，雑誌の写真などの食事場面で使用する食物，食器，調理器具，テーブルウェアなどを揃える．

　(3) フードジャーナリスト

　食と健康，食文化，料理，食べ物など食にかかわる情報を集めて記事にする雑誌記者．

　(4) フードディレクター・フードクリエーター

　食品会社で商品開発を行ったり，外食産業などで新しいメニューをつくる人．

参　考

参考1 日本人の食事摂取基準（概要）

1. 策定の目的

　食事摂取基準は，健康な個人または集団を対象として，国民の健康の維持・増進，エネルギー・栄養素欠乏症の予防，生活習慣病の予防，過剰摂取による健康障害の予防を目的とし，エネルギー及び各栄養素の摂取量の基準を示すものである。

2. 使用期間

　使用期間は，2005年4月（平成17年度）から2010年3月（平成21年度）までの5年間とする。

3. 策定方針

　1) 基本的考え方

　食事摂取基準の策定にあたっては，科学的根拠に基づいた策定を行うことを基本とし，国内外の学術論文並びに入手可能な学術資料を活用することとした。

　食事摂取基準は，3つの基本的な考え方に基づいて策定されている。

① エネルギー及び栄養素の「真」の望ましい摂取量は個人によって異なり，また個人内においても変動する。そのため，健康の維持・増進と欠乏症予防にとって「真」の望ましい摂取量は測定することが非常に困難であるので，望ましい摂取量の算定においても，活用においても，栄養学のみならず確率論的な考え方が必要であること。

② 生活習慣病の予防を特に重視し，このことに対応するために，「摂取量の範囲」を示し，その範囲に摂取量がある場合には生活習慣病のリスクが低いとする考え方を導入すること。

③ それ以上の摂取量になると，過剰摂取による健康障害のリスクが高くなってくることを明らかにすること。

　2) 設定指標

　食事摂取基準（Dietary Reference Intakes）として，エネルギーについては1種類，栄養素については5種類の指標を設定した。

【エネルギー】

○推定エネルギー必要量（estimated energy requirement：EER）

　エネルギーの不足のリスク及び過剰のリスクの両者が最も小さくなる摂取量。

【栄養素】

　健康の維持・増進と欠乏症予防のために，「推定平均必要量」と「推奨量」の2つの値を設定した。しかし，この2指標を設定することができない栄養素については，「目安量」を設定した。また，生活習慣病の一時予防を専ら目的として食事摂取基準を設定する必要のある栄養素については，「目標量」を設定した。過剰摂取による健康障害を未然に防ぐことを目的として「上限量」を設定した。

○推定平均必要量（estimated average requirement：EAR）
　特定の集団を対象として測定された必要量から，性・年齢階級別に日本人の必要量の平均値を推定した。当該性・年齢階級に属する人々の50％が必要量を満たすと推定される１日の摂取量である。
○推奨量（recommended dietary allowance：RDA）
　ある性・年齢階級に属する人々のほとんど（97～98％）が１日の必要量を満たすと推定される１日の摂取量である。原則として「推定平均必要量＋標準偏差の２倍（２ＳＤ）」とした。
○目安量（adequate intake：AI）
　推定平均必要量・推奨量を算定するのに十分な科学的根拠が得られない場合に，ある性・年齢階級に属する人々が，良好な栄養状態を維持するのに十分な量である。
○目標量（tentative dietary goal for preventing life-style related diseases：DG）
　生活習慣病の一次予防のために現在の日本人が当面の目標とすべき摂取量（または，その範囲）である。
○上限量（tolerable upper intake level：UL）
　ある性・年齢階級に属するほとんどすべての人々が，過剰摂取による健康障害を起こすことのない栄養素摂取量の最大限の量である。

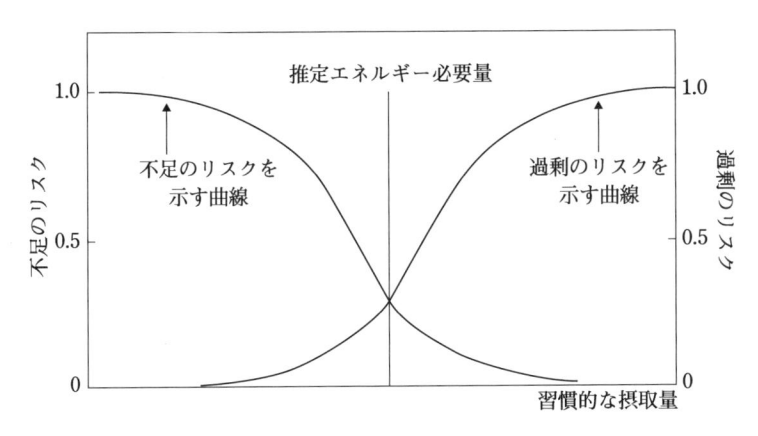

図１　推定エネルギー必要量を理解するための模式図

　習慣的な摂取量が増加するにつれて，不足のリスクが減少するとともに，過剰のリスクが増加することを示す。両者のリスクがもっとも少なくなる摂取量が推定エネルギー必要量である。
　不足のリスクが推定平均必要量では0.5（50％）であり，推奨量では

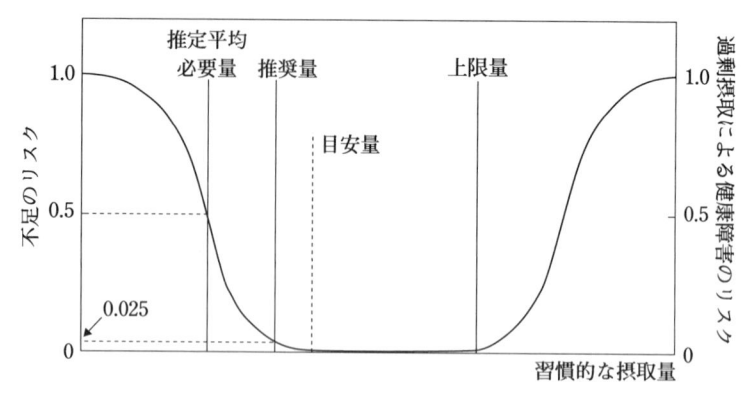

図2　食事摂取基準の各指標（推定平均必要量，推奨量，目安量，上限量）を理解するための模式図

0.02〜0.03（中間値として0.025）（2〜3％または2.5％）あることを示す。上限量以上を摂取した場合には過剰摂取による健康障害が生じる潜在的なリスクが存在することを示す。そして，推奨量と上限量とのあいだの摂取量では，不足のリスク，過剰摂取による健康障害が生じるリスクともにゼロ（0）に近いことを示す。

　目安量については，推定平均必要量ならびに推奨量と一定の関係を持たない。しかし，推奨量と目安量を同時に算定することが可能であれば，目安量は推奨量よりも大きい（図では右方）と考えられるため，参考として付記した。

　目標量については，推奨量または目安量と，現在の摂取量摂取量中央値から決められるため，ここには図示できない。

食事摂取基準を設定した栄養素と策定した指標（1歳以上）[1]

		推定平均必要量（EAR）	推奨量（RDA）	目安量（AI）	目標量（DG）	上限量（UL）
たんぱく質		○	○	—	○	—
脂質	総脂質	—	—	—	○	—
	飽和脂肪酸	—	—	—	○	—
	n-6系脂肪酸	—	—	○	○	—
	n-3系脂肪酸	—	—	○	○	—
	コレステロール	—	—	—	○	—
炭水化物		—	—	—	○	—
食物繊維		—	—	○	○	—
水溶性ビタミン	ビタミンB_1	○	○	—	—	—
	ビタミンB_2	○	○	—	—	—
	ナイアシン	○	○	—	—	○
	ビタミンB_6	○	○	—	—	○
	葉酸	○	○	—	—	○[2]
	ビタミンB_{12}	○	○	—	—	—
	ビオチン	—	—	○	—	—
	パテトン酸	—	—	○	—	—
	ビタミンC	○	○	—	—	—
脂溶性ビタミン	ビタミンA	○	○	—	—	○
	ビタミンE	—	—	○	—	○
	ビタミンD	—	—	○	—	—
	ビタミンK	—	—	○	—	—
ミネラル	マグネシウム	○	○	—	—	○[2]
	カルシウム	—	—	○	○	○
	リン	—	—	○	○	○
微量元素	クロム	○	○	—	—	—
	モリブデン	○	○	—	—	—
	マンガン	—	—	○	—	○
	鉄	○	○	—	—	○
	銅	○	○	—	—	○
	亜鉛	○	○	—	—	○
	セレン	○	○	—	—	○
	ヨウ素	○	○	—	—	○
電解質	ナトリウム	○	—	—	○	—
	カリウム	—	—	○	○	—

1 一部の年齢階級についてだけ設定した場合も含む。
2 通常の食品以外からの摂取について定めた。

参考2　健康づくりのための食生活指針　　　　　　（昭60　厚生省）

1. 多様な食品で栄養バランスを
    - 1日30食品を目標に
    - 主食，主菜，副菜をそえて
2. 日常の生活活動に見合ったエネルギーを
    - 食べすぎに気をつけて，肥満を予防
    - よくからだを動かし，食事内容にゆとりを
3. 脂肪は量と質を考えて
    - 脂肪はとりすぎないように
    - 動物性の脂肪より植物性の油を多めに
4. 食塩をとりすぎないように
    - 食塩は1日10グラム以下を目標に
    - 調理の工夫で，むりなく減塩
5. こころのふれあう楽しい食生活を
    - 食卓を家族ふれあいの場に
    - 家庭の味，手づくりのこころを大切に

（英文訳）

Dietary Guidelines for Health Promotion

1. Eat a Variety of Foods to Assure a Well-Balanced Diet.
    - Eat 30 or more different kinds of food daily.
    - Balance main and side dishes around the staple food.
2. Match Daily Caloric Intake with Daily Physical Activity.
    - Avoid excess caloric intake to help prevent obesity.
    - Adjust physical activity to match daily caloric intake.
3. Be Aware that both the Quality and Quantity of Fats Consumed are Important.
    - Avoid too much fat.
    - Use vegetable oils, rather than animal fat.
4. Avoid too Much Salt.
    - Aim for a salt intake of less than 10g per day.
    - Resourceful cooking cuts down on excessive salt intake.
5. Make All Activities Pertaining to Food and Eating Pleasurable Ones.
    - Use the mealtime as an occasion for family communication.
    - Treasure family taste and home cooking.

参考 3　対象特性別－健康づくりのための食生活指針　　（平2　厚生省）

〔1〕　成人病予防のための食生活指針
1. いろいろ食べて成人病予防
    － 主食，主菜，副菜をそろえ，目標は1日30食品
    － いろいろ食べても，食べ過ぎないように
2. 日常生活は食事と運動のバランスで
    － 食事はいつも腹八分目
    － 運動十分で食事を楽しもう
3. 減塩で高血圧と胃がん予防
    － 塩からい食品を避け，食塩摂取は1日10グラム以下
    － 調理の工夫で，無理なく減塩
4. 脂肪を減らして心臓病予防
    － 脂肪とコレステロール摂取を控えめに
    － 動物性脂肪，植物油，魚油をバランス良く
5. 生野菜，緑黄色野菜でがん予防
    － 生野菜，緑黄色野菜を毎食の食卓に
6. 食物繊維で便秘・大腸がんを予防
    － 野菜，海藻をたっぷりと
7. カルシウムを十分とって丈夫な骨づくり
    － 骨粗しょう症の予防は青壮年期から
    － カルシウムに富む牛乳，小魚，海藻を
8. 甘い物は程々に
    － 糖分を控えて肥満を予防
9. 禁煙，節酒で健康長寿
    － 禁煙は百益あっても一害なし
    － 百薬の長アルコールも飲み方次第

〔2〕　成長期のための食生活指針
1. 子供と親を結ぶ絆としての食事　－乳児期－
    ①　食事を通してのスキンシップを大切に
    ②　母乳で育つ赤ちゃん，元気
    ③　離乳の完了，満1歳
    ④　いつでも活用，母子健康手帳
2. 食習慣の基礎づくりとしての食事　－幼児期－
    ①　食事のリズム大切，規則的に
    ②　何でも食べられる元気な子

③ うす味と和風料理に慣れさせよう
④ 与えよう,牛乳・乳製品を十分に
⑤ 一家そろって食べる食事の楽しさを
⑥ 心掛けよう,手づくりおやつの素晴らしさ
⑦ 保育所や幼稚園での食事にも関心を
⑧ 外遊び,親子そろって習慣に

3. 食習慣の完成期としての食事 －学童期－
① 1日3食規則的,バランスとれた良い食事
② 飲もう,食べよう,牛乳・乳製品
③ 十分に食べる習慣,野菜と果物
④ 食べ過ぎや偏食なしの習慣を
⑤ おやつには,いろんな食品や量に気配りを
⑥ 加工食品,インスタント食品の正しい利用
⑦ 楽しもう,一家団らんおいしい食事
⑧ 考えよう,学校給食のねらいと内容
⑨ つけさせよう,外に出て体を動かす習慣を

4. 食習慣の自立期としての食事 －思春期－
① 朝,昼,晩,いつもバランス良い食事
② 進んでとろう,牛乳・乳製品を
③ 十分に食べて健康,野菜と果物
④ 食べ過ぎ,偏食,ダイエットにはご用心
⑤ 偏らない,加工食品,インスタント食品に
⑥ 気を付けて,夜食の内容,病気のもと
⑦ 楽しく食べよう,みんなで食事
⑧ 気を配ろう,適度な運動,健康づくり

〔3〕 女性(母性を含む)のための食生活指針

1. 食生活は健康と美のみなもと
① 上手に食べて体の内から美しく
② 無茶な減量,貧血のもと
③ 豊富な野菜で便秘を予防

2. 新しい生命と母に良い栄養
① しっかり食べて,一人二役
② 日常の仕事,買い物,良い運動
③ 酒とたばこの害から胎児を守ろう

3. 次の世代に賢い食習慣を

① うす味のおいしさを，愛児の舌にすり込もう
　　② 自然な生活リズムを幼いときから
　　③ よく嚙んで，よーく味わう習慣を
4. 食事に愛とふれ合いを
　　① 買ってきた加工食品にも手のぬくもりを
　　② 朝食はみんなの努力で勢ぞろい
　　③ 食卓は「いただきます」で始まる今日の出来ごと報告会
5. 家族の食事，主婦はドライバー
　　① 食卓で，家族の顔見て健康管理
　　② 栄養バランスは，主婦のメニューで安全運転
　　③ 調理自慢，味と見栄えに安全チェック
6. 働く女性は正しい食事で元気はつらつ
　　① 体が資本，食で健康投資
　　② 外食は新しい料理を知る良い機会
　　③ 食事づくりに趣味を見つけてストレス解消
7. 「伝統」と「創造」で新しい食文化を
　　① 「伝統」に「創造」を和えて，我が家の食文化
　　② 新しい生活の知恵で環境の変化に適応
　　③ 食文化，あなたとわたしの積み重ね

〔4〕　高齢者のための食生活指針
1. 低栄養に気を付けよう
　　－体重低下は黄信号
2. 調理の工夫で多様な食生活を
　　－何でも食べよう，だが食べ過ぎに気をつけて
3. 副食から食べよう
　　－年をとったらおかずが大切
4. 食生活をリズムに乗せよう
　　－食事はゆっくり欠かさずに
5. よく体を動かそう
　　－空腹感は最高の味付け
6. 食生活の知恵を身につけよう
　　－食生活の知恵は若さと健康づくりの羅針盤
7. おいしく，楽しく，食事をとろう
　　－豊かな心が育む健やかな高齢期

参考4　『新たな食文化の形成に向けて—'90年代の食卓への提案—』

（農林水産省食品流通局）

(1)　**3つの視点**

今後，私達が望ましい食生活を実現していくためには，日本固有の食文化の優れた点を継承し，食環境の変化に柔軟に対応しつつ，新しい食文化を形成する力を養っていくことが求められています。このためには次の3つの視点が必要です。

① 私達一人一人が自らの食生活と健康に責任を持つ必要があること。
② 家族や仲間が協力し合い，豊かで楽しい食卓づくりを心がけること。
③ これからの私達の食卓は，「何を」「どれだけ」食べるかだけでなく，「どのように」（どのような行動を通じ，どのように意識して）食べるかを考える段階にきていること。

(2)　**健康的で楽しい食卓づくりへの提案〔7つの提案〕**

① 主食としてのごはんを中心に多様な副食（主菜，副菜など）を組み合わせよう。
- 日本人の食生活，食習慣からみると，ごはんを主食とすれば，多様な素材，多様な味つけの副食を組み合わせやすい。
- 現在の1人当たり消費量は1日ごはん4杯。これを目安に脂質の取りすぎを防ぎ，たんぱく質，脂質，炭水化物からの摂取熱量比率を適正に。(12〜13：20〜30：68〜57)
- 大豆製品などを組み合わせて，たんぱく質は動物性と植物性の割合を半々に。
- 水産物も豊富に使い，脂質は「動物性（魚介類を除く）」と「植物性及び魚介類」の割合を1：1〜1：2に。
- ノンカロリーの緑茶をごはんと組み合わせて，でんぷんと糖の割合を適正に。
- カルシウムの不足分は成人1人1日平均で牛乳80ccに相当。牛乳・乳製品を使った料理の工夫を。
- 減塩は，香辛料，食酢，だし，柑橘類等の活用で。
- ごはんを中心に，風土に根ざした食物を活用することが，日本固有の食文化を形成する基本。

② ライフスタイルに対応した生活リズムや食生活スタイルを確立しよう。
- 自分の食生活は自分で管理することが大切。
- 食事と運動と休息の組み合わせで，自分のライフスタイルに見合った生活リズムの確立を。
- 特に，残業，3交代勤務，塾通い等で食事時間が変則となる人は3食とこだわらず，独自の食生活リズムを。
- 朝食は必ずとって脳とからだのウォームアップを。

- 加工食品，調理食品は成分表示をよく見て。
- 外食は定食メニューや組み合わせの自由なメニューで。
- １食のみで無理なら１日のうちで栄養のバランスを。

③ 多様な形で食を楽しみ，生活の豊かさを広げよう。
- 調理の過程，旬の味，本物の味，手づくりの味，珍しい味を楽しむことも食の醍醐味。
- 家庭菜園や市民農園等を利用して，新鮮な食材を。
- 時には家族そろって食卓づくりに参加しよう。
- 地域の味や家庭の行事食をつくり，楽しみ，伝えよう。
- 忙しい時では食事は大事。調理器具の利用，調理の工夫，加工食品・調理食品と手づくりの組み合わせでバラエティー豊かな食卓づくりを。
- 献立材料の宅配サービス，買い物，料理の代行サービス等も時には効果的。

④ 幼児期には──多様な素材と多様な味に慣れさせ，豊かな食歴をつくり上げよう。
- ごはんの味に親しませることは，豊かな食歴の第一歩。
- 伝統的な食べ方，食物の組み合わせ方を伝え，食文化継承の土台づくりを。
- 肥満予防のため，規則正しい食事と食事全体でのバランスを。
- あごや骨を発達させるような食事で，不正咬合の予防を。
- 食事づくりへの参加，家庭菜園，市民農園等を通じ，食べ物を大切にする心を育てよう。

⑤ 青少年期には──生活リズムにあった食生活を確立しよう。
- 男女とも健康，食事，食品などに関する基礎的な知識を持って，自分で自分の健康管理を。
- 体づくりのためには，夕食でたんぱく質とカルシウムを十分に。
- 夕食，睡眠の直前の運動も効果的。
- 食べ物の生産加工の現場を知ったり，食卓づくりに参加したりして，食への関心を高め，食に関する体験を積み重ねよう。

⑥ 壮年期には──ゆとりとうるおいのある食卓づくりに心がけよう。
- 内食・中食（テイクアウト食品や調理食品など），外食を通じ１日で栄養バランスを。
- 食事管理と同様に，スタミナづくり運動で成人病予防を。
- 更年期の女性は，カルシウムを十分にとり骨粗鬆症の予防を。
- １週間単位ぐらいで計画的なメニューづくりを。
- 食卓の演出や地域の味，家庭の行事食を楽しむことにより，コミュニケーションの機会を広げよう。

- 朝食や週末の食事を重視して家族団らんを。

⑦ 高齢期には——食を通じて，世代を超えたコミュニケーションの輪を広げよう。

- 脳卒中予防のため塩分を制限し，たんぱく質は十分に。
- 高齢者こそ，正しい食管理が必要。粗食がよいといった誤った知識で，たんぱく質不足にならないように。
- 味覚の低下が味の濃さを招く。食欲低下を防ぐには香辛料の積極的利用を。
- そしゃく能力の低下による偏食予防のため，調理法や食品の選択に配慮しよう。
- 食を通じた仲間づくり，若い世代への郷土料理等の伝達により，生きがいや楽しみをいつまでも。

(3) **農林水産業，食品産業に望みたいこと**

① 農林水産業に対しては—
- 消費者ニーズに的確に対応した安全で良質な食品を可能な限り消費者の納得の得られる価格で提供できるよう努力すること。

② 食品産業に対しては—
- 消費者ニーズに対応した多様な商品サービス，情報提供等を行うこと。

(4) **行政に望みたいこと**
- 食料政策について，食環境の変化に柔軟に対応しうるよう，体系的な取組みを。
- 食料政策の展開に当たり，関係各省庁機関の協力，特に食料政策と栄養政策の連携を。
- 望ましい食生活への取組み支援のため，教育，情報提供，表示の分野における適切な施策を。
- 特に，学校給食や職場給食を活用して自らの食を主体的に考えられるような食教育を。
- 食料の安全性を確保するための行政上の配慮を。
- 飢えを知らない世代，特に都市の青少年に，食への知識，関心を持たせるため施策を。
- 日本の風土に適した基本食料の消費を中心とする食生活を定着させるためには，食料の量，質，価格などが総合的にみて，国民の納得し得るものであること。

参考5　食生活指針（平成12年3月）［厚生省，農林水産省，文部省］

○食事を楽しみましょう。
　・心とからだにおいしい食事を，味わって食べましょう。
　・毎日の食事で，健康寿命をのばしましょう。
　・家族の団らんや人との交流を大切に，また，食事づくりに参加しましょう。
○1日の食事のリズムから，健やかな生活リズムを。
　・朝食で，いきいきした1日を始めましょう。
　・夜食や間食はとりすぎないようにしましょう。
　・飲酒はほどほどにしましょう。
○主食，主菜，副菜を基本に，食事のバランスを。
　・多様な食品を組み合わせましょう。
　・調理方法が偏らないようにしましょう。
　・手作りと外食や加工食品・調理食品を上手に組み合わせましょう。
○ごはんなどの穀類をしっかりと。
　・穀類を毎食とって，糖質からのエネルギー摂取を適正に保ちましょう。
　・日本の気候・風土に適している米などの穀類を利用しましょう。
○野菜・果物，牛乳・乳製品，豆類，魚なども組み合わせて。
　・たっぷり野菜と毎日の果物で，ビタミン，ミネラル，食物繊維をとりましょう。
　・牛乳・乳製品，緑黄色野菜，豆類，小魚などで，カルシウムを十分にとりましょう。
○食塩や脂肪は控えめに。
　・塩辛い食品を控えめに，食塩は1日10g未満にしましょう。
　・脂肪のとりすぎをやめ，動物，植物，魚由来の脂肪をバランスよくとりましょう。
　・栄養成分表示を見て，食品や外食を選ぶ習慣を身につけましょう。
○適正体重を知り，日々の活動に見合った食事量を。
　・太ってきたかなと感じたら，体重を量りましょう。
　・普段から意識して身体を動かすようにしましょう。
　・美しさは健康から。無理な減量はやめましょう。
　・しっかりかんで，ゆっくり食べましょう。
○食文化や地域の産物を活かし，ときには新しい料理も。
　・地域の産物や旬の素材を使うとともに，行事食を取り入れながら，自然の恵みや四季の変化を楽しみましょう。
　・食文化を大切にして，日々の食生活に活かしましょう。
　・食材に関する知識や料理技術を身につけましょう。
　・ときには新しい料理を作ってみましょう。
○調理や保存を上手にして無駄や廃棄を少なく。
　・買いすぎ，作りすぎに注意して，食べ残しのない適量を心がけましょう。
　・賞味期限や消費期限を考えて利用しましょう。
　・定期的に冷蔵庫の中身や家庭内の食材を点検し，献立を工夫して食べましょう。
○自分の食生活を見直してみましょう。
　・自分の健康目標をつくり，食生活を点検する習慣を持ちましょう。
　・家族や仲間と，食生活を考えたり，話し合ったりしてみましょう。
　・学校や家庭での食生活の正しい理解や望ましい習慣を身につけましょう。
　・子どものころから，食生活を大切にしましょう。

参　考　図　書

『肉食の思想』　鯖田豊之著，中公新書，1966．
『美味礼讃』　ブリア＝サヴァラン著，関根秀雄・戸部松実訳，岩波書店，1967．
『食生活の歴史』　瀬川清子著，講談社，1968．
『世界の食事文化』　石毛直道著，ドメス出版，1973．
Partager le pain, J. Trémolières, Robert Laffont, 1975．
『公衆栄養』　豊川裕之著，光生館，1982．
『地球時代の食の文化』　石毛直道編，平凡社，1982．
『食事の文明論』　石毛直道著，中公新書，1982．
『木の実』（ものと人間の文化史47）　松山利夫著，法政大学出版局，1982．
『食のことば』　柴田武・石毛直道編，ドメス出版，1983．
『栄養生態学』　小石秀夫・鈴木継美編，恒和出版，1984．
『調理の文化』　杉田浩一・石毛直道編，ドメス出版，1985．
『健康づくりのための食生活指針』　厚生省保健医療局健康増進栄養課編，第一出版，1985．
『四訂日本食品標準成分表』　科学技術庁資源調査会編，大蔵省印刷局，1985．
『食生活論』　宮崎基嘉・鈴木継美編，日本放送出版協会，1986．
『雑穀のきた道－ユーラシア民族植物誌から』　阪本寧男，NHKブックス，1988．
『外来の食の文化』　熊倉功夫・石毛直道編，ドメス出版，1988．
『食生活と文化』　石川寛子編著，弘学出版，1988．
『2001年の調理学』　松元文子・石毛直道編，光生館，1988．
『昭和の食』　石毛直道・小松左京・豊川裕之編，ドメス出版，1989．
『家庭の食事空間』　山口昌伴・石毛直道編，ドメス出版，1989．
『食事作法の思想』　井上忠司・石毛直道編，ドメス出版，1990．
『栄養学』　細谷憲政著，調理栄養教育公社，1990．
『糖尿病治療のための食品交換表』　日本糖尿病学会編，文光堂，1990．
『日本型食生活指針・ヘルシーで楽しく，これからの食卓づくり』　農林水産省食品流通局監修，グレインＳ・Ｐ，1990．
『健康づくりのための食生活指針（対象特性別）』　厚生省保健医療局健康増進栄養

課編，第一出版，1990.

『改訂食料経済』　山田三郎編著，建帛社，1991.

『食と栄養の文化人類学』　ポール・フィールドハウス著，和仁晧明訳，1991.

『栄養関係法規類集』　厚生省保健医療局健康増進栄養課監修，新日本法規，1992.

『食文化入門』　石毛直道・鄭大聲編，講談社，1995.

『献立学』　熊倉功夫・川端晶子編著，建帛社，1997.

『美味学』　増成隆士・川端晶子編著，建帛社，1997.

『調理学』　川端晶子・畑　明美著，建帛社，1997.

『食の文化を知る事典』　岡田哲編，東京堂出版，1998.

『第六次改定　日本人の栄養所要量　食事摂取基準』　健康・栄養情報研究会編，第
　　一出版，1999.

『国民栄養の現状』　厚生省保健医療局健康増進栄養課編，第一出版，1999.

『食の文化』　第1巻〜第7巻　石毛直道監修・吉田集而責任編集，㈶味の素食の文
　　化センター，1998〜1999.

『フードスペシャリスト論』　日本フードスペシャリスト協会編，建帛社，1999.

『新しい調理学』　川端晶子・大羽和子編集，学建書院，1999.

『食生活論』　林淳三著，建帛社，2000.

『五訂日本食品標準成分表』　科学技術庁資源調査会，2000.

さくいん

〔ア〕

亜鉛	129
アクティブ80ヘルスプラン	137
アク抜き	16
味	159
アスコルビン酸	132
油	31
アミノ酸	123
アラブ・トルコ料理圏	50
安全性	152

〔イ〕

石焼き料理	9
イスラム教	52
稲作文化	39
イノシシ	18
イモ・雑穀農耕文化	40
いも類	146
イルカ	21
岩宿時代	6
飲酒	56
インスタント商品	141
陰膳	52
インド料理圏	50

〔ウ〕

ウシ	27
ウマ	27

〔エ〕

ＬＬ食品	101
栄養価	152
栄養士	174, 178
栄養素	119
栄養調査	114
栄養表示基準制度	156
液状食品	141
エコクッキング	170
エコフェスト	58
エネルギー摂取	115
エンゲルの法則	94
塩素	128
塩蔵食品	141

〔オ〕

おいしさの要素	159
親知らず	13
温度	161
温冷説	54

〔カ〕

貝	19
外国料理	90
外食	170
外食産業	103
外食費	104
会席料理	66
懐石料理	66
海藻類	148
貝塚	19
香り	161
価格情報	97
化学的有害因子	152
核家族化	103
家計費	104
加工食品	101, 149, 150
果実類	147
家族の食事管理	174
家畜	32
噛み合わせ	13
ガラス状食品	142
狩り	7
カリウム	128
カルシウム	126
カルシフェロール	130
カロテン	130
環境的要素	162
乾燥食品	141
寒天	133
缶・びん詰食品	141
管理栄養士	178

〔キ〕

きのこ類	147
木の実	14
牛乳	31
供応食	66
行事食	56
共食	55
魚介類	148
漁撈	7

〔ク〕

グリコーゲン	120
グルコマンナン	133
クレオール料理	48

〔ケ〕

ケ	55
経済性	153
血糖値	121
ゲル状食品	141
堅果	16
健康の要素	109
健康観	108
健康づくりのための食生活指針	137
健康日本21	137

〔コ〕

考古学	5
更新世	6
香辛料	38, 48
後天的要素	162
鉱物性食品	140
高齢化社会	109
氷	31
国際貿易	96
国内交易	96
穀物自給率	87
穀類	144

さくいん

甑	29	種実類	146	女性の食事制限	54
五大栄養素	118	主食文化	44	食器	25
コピー食品	101	主食類型	47	所得	93
古墳時代	27	主婦	99	人口増加率	80
米	23	精進料理	66	人口動向	92
米食	88	脂溶性ビタミン	129	人口爆発	79
米食民族	36	少糖類	120	心理的要素	162
コレステロール	123	消費者センター	182	〔ス〕	
強飯	30	賞味期限表示	155		
献立	167	縄紋クッキー	17	水産食品	141
こんにゃくマンナン	133	縄紋時代	11	水溶性食物繊維	133
コンビニエンス・フード		縄紋土器	11	須恵器	30
	101	食塩摂取量	116	スズキ	20
		食教育	174		
〔サ〕		食事行動体系	44	〔セ〕	
採取	7	食事パターン	163	生活習慣病	111
栽培植物	21	食習慣	95	生物的有害因子	152
細胞組織状食品	142	食情報	170	西洋料理	72
魚とり	7	食生活	1, 88, 113	生理的要素	162
サケ	20	食生活アドバイザー	175	世界料理	91
酒	27	食生活づくり	176	セルロース	133
匙	35, 65	食生活論	2	繊維状食品	142
3色食品群	142	食卓構成	162	前菜	69
三大栄養素	119	食肉禁忌	53	先天的要素	162
〔シ〕		食肉類	148	専門調理師	180
		食品	139		
JASマーク	154	——の品質評価	152	〔ソ〕	
JHFAマーク	155	食品加工体系	44	属人器	33
シアノコバラミン	132	食品機能	140	〔タ〕	
シート食品	101	食品成分表	144		
シカ	18	食品提供者	173	タイ	20
直橋	64	食品添加物	153	大菜	69
嗜好	95	植物性食品	140	対象特性別，健康づくりの	
嗜好性	152	食文化	158	ための食生活指針	137
脂質	121	食物繊維	133, 134	多価不飽和脂肪酸	122
市場メカニズム	98	食物選択	51	多孔質食品	142
疾病構造	110	食糧管理制度	99	多糖類	120, 134
卓袱料理	68	食料採集	7	タブー	52
自動炊飯器	89	食料需給	85	食べ合わせ	54
脂肪酸	121	食料需給問題	81	卵類	149
脂肪酸分析	10	食料生産	77	断食	53
脂肪状食品	142	食料生産指数	82	炭素14代法	14
宗教儀礼	52	食料摂取水準	82	単糖類	119
集団給食施設	174	食料貿易	85	たんぱく質	123
祝祭	58	食料輸出余力	82	たんぱく質摂取量	115

〔チ〕

地域推奨品認定マーク	154
畜産食品	141
中国料理	69, 167
中国料理圏	50
調味料	48
調理	158, 163
——の四面体	165
調理衛生	170
調理環境	170
調理技能士	180
調理工程図	164
調理行動	170
調理師	179
貯蔵性	153

〔ツ〕

通過儀礼	58

〔テ〕

呈味成分	160
テオフェスト	58
テクスチャー	161
手食	63
鉄	127
点心	69
でんぷん	120

〔ト〕

銅	128
糖質	119
糖蔵食品	141
動物性食品	140
土器	11
土器製塩	27
特定JASマーク	154
特定保健用食品	155
特別用途食品	155
特別用途食品表示	155
トコフェロール	130
ドングリ	16

〔ナ〕

ナイアシン	131
内食	170
ナイフ・フォーク・スプーン食	63
直会	52
中食	170
ナトリウム	127
膾・鱠	28
生めんの公正マーク	155

〔ニ〕

肉食	7, 36
肉食民族	38
ニコチン酸	131
煮炊き	10
日本農林規格	154
日本料理	38, 66, 166
乳飲料の公正マーク	154
乳類	149
ニワトリ	25

〔ネ〕

年中行事	56

〔ノ〕

農業技術	96
農産食品	140
農産物加工	150
農産物需要	92

〔ハ〕

箸	34
土師器	30
箸食	64
畑作	37
はちみつの公正マーク	155
発酵食品	141
歯の磨滅	13
歯並び	13
ハリス氏の線	22
ハレ	55
パン食	89
パントテン酸	132

〔ヒ〕

ビタミン	129
ビタミンA	129
ビタミンB_1	130
ビタミンB_2	131
ビタミンB_6	131
ビタミンB_{12}	132
ビタミンC	132
ビタミンD	130
ビタミンE	130
ビタミンK	130
ビタミン摂取量	116
必須アミノ酸	123
必須脂肪酸	122
非必須アミノ酸	123
美味論	158
姫飯	30
ピリドキシン	131

〔フ〕

ファーストフード	101
フードアドバイザー	183
フードクリエーター	183
フードコーディネーター	182
フードコンサルタント	183
フードジャーナリスト	183
フードスタイリスト	183
フードスペシャリスト	180
フードディレクター	183
フェロキノン	130
不均質ゲル状食品	142
服忌	54
ブタ	25
普茶料理	68
ぶどう糖	120
不飽和脂肪酸	122
不溶性食物繊維	133
フランス料理	72
糞石	22

〔ヘ〕

ペクチン	133
ペプチド	124
ヘミセルロース	133
へら	35

〔ホ〕

飽和脂肪酸	122
牧畜	46
保存食	38
本膳料理	66

〔マ〕

マグネシウム	128
豆類	146

〔ミ〕

水	135
緑の革命	78
ミネラル摂取量	116

〔ム〕

蒸器	29
ムシ歯	16
蒸し飯	29
六つの食品群	144
無糖質	125

〔メ〕

銘々器	25

〔ヤ〕

野菜類	146
弥生時代	23

〔ユ〕

輸出農作物	85
輸入食料	91

〔ヨ〕

用器	25
葉酸	132
ヨウ素	128
洋風料理	167
ヨーロッパ料理圏	50
四つの食品群	144
四基本味説	160

〔ラ〕

ラマダン	52

〔リ〕

利便性	153
リボフラビン	131
流通組織	97
料理	30, 163
料理圏	49
料理様式	166
林産食品	141
リン	127

〔レ〕

冷凍	150
冷凍食品の認定証マーク	154
冷凍・冷蔵食品	141
レチノール	129
劣等財	89
レトルト食品	101, 141
レトルトパウチ食品	141

〔ワ〕

和洋折衷料理	68

〔著 者〕(執筆順)

川端　晶子（かわばた あきこ）　東京農業大学名誉教授　農学博士
佐原　眞（さはら まこと）　元国立歴史民俗博物館館長
村山　篤子（むらやま あつこ）　新潟医療福祉大学名誉教授　博士（農芸化学）
山田　三郎（やまだ さぶろう）　東京大学名誉教授　農学博士
江澤　郁子（えざわ いくこ）　日本女子大学名誉教授　医学博士
山本　恭子（やまもと きょうこ）　東横学園女子短期大学名誉教授

■生活科学双書■改訂 食生活論

1992年（平成4年）5月15日　初版発行～10刷
2000年（平成12年）3月15日　改訂版発行
2018年（平成30年）11月15日　改訂版第12刷発行

著者代表　川　端　晶　子
発行者　　筑　紫　和　男
発行所　　株式会社 建帛社 KENPAKUSHA

112-0011　東京都文京区千石4丁目2番15号
電　話　（03）3944-2611
FAX　（03）3946-4377
http://www.kenpakusha.co.jp/

ISBN 978-4-7679-0237-1　C3077　　　　　　　文唱堂／ブロケード
©川端ら，1992　　　　　　　　　　　　　　　Printed in Japan
（定価はカバーに表示してあります）

本書の複製権・翻訳権・上映権・公衆送信権等は株式会社建帛社が保有します。
JCOPY 〈出版者著作権管理機構　委託出版物〉
本書の無断複製は著作権法上での例外を除き禁じられています。複製される場合は，そのつど事前に，出版者著作権管理機構（TEL03-3513-6969，FAX03-3513-6979，e-mail:info@jcopy.or.jp）の許諾を得て下さい。